AF125722

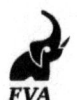

FVA

Corinna T. Sievers in der Frankfurter Verlagsanstalt:

SAMENKLAU, Roman
DIE HALBWERTSZEIT DER LIEBE, Roman
VOR DER FLUT, Roman
PROPOFOL, Roman

Corinna T. Sievers

PROPOFOL

Roman

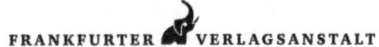
FRANKFURTER VERLAGSANSTALT

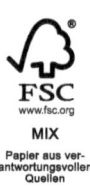

FSC
www.fsc.org
MIX
Papier aus ver-
antwortungsvollen
Quellen
FSC® C014496

© Frankfurter Verlagsanstalt GmbH,
Frankfurt am Main 2022
Alle Rechte vorbehalten
Lektorat: © Frankfurter Verlagsanstalt GmbH
Herstellung und Umschlaggestaltung: Laura J Gerlach
Unter Verwendung eines Motivs von:
© iStockphoto.com/anusorn nakdee
Satz: psb, Berlin
Druck und Bindung: GGP Media GmbH, Pößneck
Printed in Germany
ISBN 978-3-627-00303-6

Die Zwillinge haben einen Körper und zwei Herzen.

Ich will den Schnitt setzen, aber es wird dunkel, ich erkenne meine Hände nicht mehr, und meine rechte Hand, diese trainierte Hand, sie arbeitet seit Jahren autonom, als brauche sie ihren Besitzer nicht mehr, diese Hand lässt das Skalpell nicht los, und sie schneidet, sie schneidet blind, der Strahl ist stark und pulsierend, aber ich sehe kein Blut, ich fühle es im Gesicht, obwohl der Mundschutz das meiste davon bedeckt.

*

Ich sterbe.

Täuschen Sie sich nicht, auch Sie sind im Begriff zu sterben, egal wie jung oder alt Sie sind.

Ein graues Haar, eine Falte sind noch nicht der Tod, das sagen Sie.

Ja doch, sage ich, das sind sie.

Ich sterbe, aber Sie glauben, dem Tod zu entkommen, und dass nur die anderen sterben. Doch eines Morgens ist er Ihnen ins Gesicht geschrieben und auf den ganzen Leib, und dieser Moment wird unumkehrbar sein.

Unter dem Begriff *Verwesung* wird eine Vielzahl von Prozessen zusammengefasst, die nach dem Tod eines Organismus oder nach dem Absterben von Teilen eines Organismus ablaufen. Ersetzen Sie *nach* dem Tod durch *vor* dem Tod, und Sie sind bei der Wahrheit: Ein wesentlicher Teil der Verwesung findet statt, bevor wir tot sind.

Der Name des sterbenden Mannes: Bernhard. Ich ziehe es vor, mich französisch auszusprechen, Bernard, Betonung auf der zweiten Silbe, zu meinem Bedauern lässt sich mein Nachname nicht französisch aussprechen, ich heiße *Rohr*.

Im Atlas der Pathologie sehen wir einen Kadaver. Es ist ein totes Schwein.

Ich bin ein lebendes Schwein, und dennoch stimmen die Stadien unserer Verwesung überein.

*

Abends Party bei einem bekannten Literaturagenten in dessen Haus, ich schreibe einen Arztroman, heutzutage braucht man einen Agenten.

Der Agent ist verheiratet, seine Frau ist um die fünfzig, im Portfolio der Agentur finden sich viele junge Autorinnen. Die Frau muss Veganerin sein, die ganze Party ist vegan, sogar der Wein.

Der Fresstrieb und der Fortpflanzungstrieb unterscheiden sich in ihrer Ausprägung nicht wesentlich, beide können auf mehr oder weniger genussvolle Weise befriedigt werden, für Fleischesser wie mich ist vegane Ernährung wie Vögeln mit einer hässlichen Frau, aber immerhin Vögeln.

Auf der Terrasse steht ein berühmter Autor. Wie es scheint, hat er sich seinen eigenen Wein mitgebracht, der ist teuer und nicht vegan.

Ich möchte schwören, Frauen haben einen Instinkt für wichtige Männer und für unwichtige. Früher fielen mir die Studentinnen in den Schoß wie Newtons Äpfel, und in einem Punkt hatte Trump recht: As long as you are a star, grab them by the pussy.

Ich war die reinste Blickfangmaschine, Sie kennen diese

Klebestreifen für Ungeziefer. Kein Jahr später, und die Motten waren weitergeschwirrt. Ich war so gut wie tot.

Der berühmte Autor ist von Frauen umringt, keine trägt mehr Maske, nach der Pandemie sind ihre Lippen röter als zuvor.

Mich erkennt keine mehr oder fast keine, oder sie erkennen mich *und* meine Bedeutungslosigkeit, berufsbedingt registriere ich Aufmerksamkeit in kleinsten Mengeneinheiten. Mit einem Mal: Nulllinie.

Eine Geliebte könnte einen gewissen Trost darstellen, aber natürlich kommt es darauf an. Meine: nicht mehr die Frischeste, so leid es mir tut. Seit zwei Jahren an meiner Seite, und sie liebt mich, da bin ich sicher.

Früher die Teens und Twens, jetzt habe ich Tina.

All das denke ich nur. Ich weiß nicht einmal, ob ich es denke, es wird einem Mann das Denken ausgetrieben, weil die falschen Gedanken, die eigentlich die richtigen sind, ihn zum Schwein machen.

Ich bin ein sterbendes Schwein.

Vor der Party habe ich geduscht, ich trage ein gestärktes Hemd, so gelingt es mir, über meinen Verfall hinwegzutäuschen, allerdings nur für wenige Stunden, dann kriecht der Geruch an mir hoch wie von Füßen, Frauen nehmen ihn zuerst wahr (noch immer wollen manche zur Begrüßung auf die Wangen geküsst werden).

In der Regel komme ich ihnen zuvor, greife blitzschnell nach ihrer Hand und ziehe sie an meinen Mund, notwendigerweise, ohne die Lippen aufzusetzen, ich habe schon Frauen an ihrem Handrücken schnüffeln sehen, heimlich, versteht sich, um ihn bei nächster Gelegenheit abzuwischen, am eigenen Hintern, am Tischtuch oder am Sakko ihres Begleiters, ich bin ein guter Beobachter.

Dass der Sterbende aufgrund seiner nachlassenden Sinne den eigenen Fäulnisgeruch kaum noch wahrnimmt, macht es nicht einfacher, er sieht ihn in den Augen der anderen, in einem minimalen Zurückweichen oder auch nur im Ausbleiben eines Näherrückens, wie es im geschlechtsaktiven Alter die Regel ist.

Nicht, dass ich überhaupt nicht mehr geschlechtsaktiv wäre, Tina wird nicht müde, sich an meinem Schwanz abzuarbeiten, Ausführliches zu seiner Befindlichkeit später.

Heute Abend lassen sich die Wangenküsserinnen an einer Hand abzählen, es ist kurz vor halb elf, Tina ist zu Hause geblieben, sie macht sich nichts aus Partys, und ich bin nicht traurig darüber. Denn auch für einen alten Mann ist es beschämend, sich mit einer abgetakelten Fregatte zu zeigen, dazu kommt, dass sie eifersüchtig ist.

Zugegebenermaßen kann ich nicht anders, als die Pracht fremder Frauen zu feiern, und sei es nur für einen Moment, beispielsweise im Urlaub, wenn Tina und ich am Pool abhängen und ich die Gelegenheit nutze, mich nach Brüsten und Ärschen umzusehen und die Liege der einen oder anderen zu umkreisen. Es geht mir dabei nicht um Sex, jedenfalls nicht ad hoc, ich bewundere die Schönheit an sich, als Phänomen, oder sagen wir, als Naturerscheinung, etwas, das Tina nicht begreift.

Oft liege ich nachts wach und betrachte Tinas Profil, falls sie überhaupt einmal bei mir schläft, was eher die Ausnahme ist, wir haben getrennte Haushalte, auch deshalb, weil ich die Hoffnung nicht aufgebe, dass es zur Trennung kommt. Ich betrachte Tina und zermartere mir das Hirn, welcher kosmische Zufall mir eine Wuchtbrumme an die Seite gelegt hat und warum sie noch immer da liegt, wo sie gerade liegt, und ich ihr nicht längst den Laufpass gegeben habe.

Die jämmerliche Antwort lautet: Ich bin zu schwach, sie zu verlassen. Ich warte auf den nächsten kosmischen Zufall, einen Blitz, oder dass ein anderer sich in sie verguckt und sie mir wegschnappt, aber die Zeichen stehen schlecht. Ein schrecklicher Gedanke: dass es in zehn Jahren immer noch Tina ist, die mir vor dem Frühstück einen bläst.

Noch schrecklicher: dass sie die Einzige geblieben sein wird. Aber etwas vereint uns doch: eine Art sexuelle Gewissenlosigkeit, die daher rührt, dass wir weder etwas zu gewinnen noch zu verlieren haben, und vielleicht ist dieses Band stärker, als ich mir eingestehen will.

Noch etwas muss man Tina lassen: Sie ist loyal. Als meine Verwesung einsetzte, ließ sie sich nichts anmerken, sie schluckt bis heute jedes meiner Stoffwechselprodukte, und auch wenn der Schluss naheliegt, dass meine Eier die letzten sind, die sie noch zwischen die Zähne kriegt, und sie dies weiß, ist die Hingabe anzuerkennen, mit der sie einem Mann das Sterben erleichtert, indem sie ihm den verschrumpelten Sack leckt.

Sie lässt mich mit ihr machen, was ich will und wann ich es will, sie ist, in gewissem Sinne, die vollendete Schlampe, und das begegnet einem auch nicht alle Tage.

Inzwischen habe ich alle anwesenden Frauen mit Brüsten und Muschis versehen, und denken Sie nicht, ich sei ein Sexaholic oder pervers, jeder Mann tut das.

Jetzt treffen sie zahlreicher ein, nicht mehr alle jung, aber ich mag auch die reifen Früchte, unter Umständen gebe ich ihrem weichen Fleisch sogar den Vorzug, die Umstände sind: Ihre Haut muss es hergeben.

Eine Hochbeinige kommt herein.

Sie geht auf mich zu, bleibt stehen, streckt die Hand aus. Ihr rechter Mundwinkel verzieht sich, überhaupt ist ihr Gesicht etwas schief, nicht sehr, aber unübersehbar, jedenfalls für Kenner wie mich. Das rechte Auge steht tiefer als das linke, die Nasenspitze ist verbogen, mich rühren Makel, aber nur bis zu einem bestimmten Punkt.

Während ich überlege, inwieweit der Punkt überschritten ist, sagt sie: »Du bist der Chirurg.«

Die traurige Wahrheit ist: Ich *war* der Chirurg und tatsächlich bekannt, um nicht zu sagen, berühmt, einige Fälle fanden weltweit Beachtung.

Ich nicke. »Zurzeit forsche ich eher und publiziere.«

Ihr Mund ist von einer unglaubwürdigen Größe und Fülle, er stürzt einen Mann in Verlegenheit, und genau das soll er.

»Ich bin Coco.«

Cocos Absätze bringen ihren Arsch auf eine schwindelerregende Höhe, um es im Stehen zu treiben, ist das von Vorteil, denn schon, wenn sich Schwanz und Muschi auf gleicher Höhe befinden, wird es schwierig, es kann zu einer unangenehmen Schwanzabknickung kommen.

»Ich schreibe auch Romane«, füge ich hinzu. Coco erwidert etwas, und bevor sie fertig ist, habe ich es vergessen; schöner ist sie, wenn sie nicht spricht, das ist bei vielen Frauen so, aber man kann ihnen das Sprechen nicht verbieten.

»Sie sehen ganz anders aus als in der Zeitung.« Sie spitzt die Lippen.

Ich blicke zwischen ihrem Mund und ihren Augen hin und her, ich trage die bifokale Brille jetzt auch auf Partys.

Der Mund ist ein starker Ringmuskel, und vor lauter Lippengespitze beginnt Cocos Lipgloss, über die Ränder zu treten.

»Ist ja auch schon ein bisschen her«, erklärt sie, Frauen erklären die Dinge auch dann noch gern, wenn sie offensichtlich sind.

Glücklicherweise hat die Evolution den Ringmuskeln neben ihrer eigentlichen Bestimmung, dem Reden, weitere zugedacht, ich kam früh zu der Erkenntnis, dass diese Zweckentfremdung in der Natur Normalität besitzt (auch beim männlichen Geschlecht) und von verschiedenen Arten schon seit Jahrmillionen praktiziert wird, außer von Menschen zum Beispiel von Delfinen, sie traten zusammen mit den Vormenschen vor zehn Millionen Jahren auf, keine Schande, das nicht zu wissen, es geschah im Miozän.

Coco legt ihren Kopf in den Nacken, sie lacht, ihr Lachen ist dunkel, ihr Hals ist weiß, ich wüsste etwas anzufangen damit, ich habe eine kleine Schwäche für Gewalttätigkeiten, nichts wirklich Gefährliches.

Ebenso wenig sind der Kreativität des geschlechtsreifen Delfins Grenzen gesetzt, Weibchen stoßen ihre Schnauze in die Vagina anderer Weibchen, Männchen ihr Glied in den Anus anderer Männchen, Flossen kommen anal zum Einsatz und Penisse in Nasenlöchern, zu zweit oder in der Gruppe, ganz gleich, ob homosexuell oder geschlechterdurchmischt. Vorbildlich, möchte man meinen als Mann.

Jetzt senkt sich Cocos Kinn, die Haut ihres Halses kräuselt sich, es sind doch recht viele Makel an ein und derselben Person.

Leider dürfte sie das Gleiche denken, es liegt auch kein Trost darin, dass ich früher einmal gutaussehend war, ganz im Gegenteil. Dem Verfall zuzusehen heißt, einem Massaker beiwohnen, Körper und Potenz werden dahingemetzelt, nur der Geist funktioniert noch eine Zeitlang, das macht die Sache nicht angenehmer.

Ich hoffe, es hat sich keine Borste aus meinen Augenbrauen gestohlen, das Gestrüpp im Gesicht und in den Ohren nimmt zu, ich befeuchte die Spitze meines linken kleinen Fingers und streife die Brauen glatt.

Coco lächelt, wenn Frauen überhaupt noch in meiner Gegenwart lächeln, dann *über* mich, sie sagt: »Alles gut.«

Das Gespräch, wenn man es so bezeichnen kann, entwickelt sich in die falsche Richtung, aber man soll die Hoffnung nicht aufgeben, vielleicht war es doch ein zutrauliches, wohlwollendes Lächeln, und Coco bringt endlich die Rede auf die Zwillinge. Mein letzter Trumpf bei Frauen: das Wagnis, *ein* Herz an *zwei* Kinder zu verteilen, auch wenn ich mir in der Sache einen anderen Ausgang gewünscht hätte.

Coco: »Übrigens, wir sind Kollegen, ich bin Zahnärztin, ich behandele die Familie des Agenten.«

Tatsächlich habe ich ein schwieriges Verhältnis zu Zahnärztinnen, jedenfalls bis eben. Neben dem Geschlechtsteil ist das am stärksten vom Verfall bedrohte Organ das Gebiss, und in den vergangenen Jahren ging es bedauerlich abwärts mit meinen Zähnen, beim letzten Besuch erklärte mir meine Zahnärztin (ich sah sie danach nie wieder), warum ich jetzt, da sich das Alter bemerkbar mache, doppelt so häufig erscheinen müsse wie früher.

Das erzähle ich Coco nicht, weil mir damals klar wurde, dass Zahnärztinnen den Schmerz gegen einen Mann gezielt einsetzen, psychisch und physisch, meine Zahnärztin sprach in einem ungerührten Ton, als handelte es sich ihr gegenüber nicht um einen Mann, sondern um ein alterndes Tier, böse, borstig und ergraut, ohne Würde und ohne Fähigkeit zur Scham.

Mit dem Rückgang des Zahnfleisches entstünden Nischen, in denen sich die Speise verklemmen und gären könne, und ich stimmte ihr zu, eine unangenehme Vorstellung. »Mundgeruch«, sagte sie, »das wollen wir doch nicht«, und zauberte ein Ding hervor, das einer Zahnbürste ähnelte, jedoch war der Stiel viel dünner, oben saß nur ein winziges Büschelchen Borsten. Ich überlegte, was man damit anfangen könnte, der Zahnärztin die Muschi frisieren, zum Beispiel, aber ich solle das Büschel in die Zwischenräume meiner Zähne schieben, sagte sie, überall dorthin, wo früher Zahnfleisch war.

Ich bekam ein Bündel Muschibürsten und wurde verabschiedet.

Zu Coco: »Ich gehe nicht gern zu meiner Zahnärztin.«

Unterdessen hat der Agent aufgeschlossen, er hat sich neben sie gestellt, er legt seine Hand auf ihre Hüfte.

Leider führt die Anwesenheit einer passablen Frau zur Vernebelung meines Gehirns (etwas, das man bei vielen Männern beobachten kann, sie machen sich zum Hanswurst), ich sage: »Ich bin ein etwas bockiger Patient, und meine Zahnärztin hat keine Geduld mit mir, offen gesagt, sie ist eine richtige Kanaille.«

Coco lächelt eher geringschätzig als mitfühlend, und ich spüre, wie sich zwischen uns ein ganzer Graben aus weiblichem Spott und Belustigung und Hochmut auftut, es ist auch der Hochmut der Jugend, obwohl Coco nicht wirklich jung ist, aber immerhin zwanzig Jahre jünger als ich. Sie lächelt, weil meine Sprache verstaubt ist und mein ganzes Denken. Staub zu Staub.

Sie sagt: »Kopf hoch«, und nichts ist vernichtender als diese Umkehr der Kräfteverhältnisse zwischen den Geschlechtern, sie fügt hinzu: »Ich habe von den Zwillingen gehört.«

Jeder hat von den Zwillingen gehört, die ganze Welt hat von den Zwillingen gehört, jede Redaktion hat berichtet, Print und Online, den Globus hoch und runter.

Das Einzige, wofür mich Frauen noch in ihren Ausschnitt sehen lassen: noch mal die Sache mit den Zwillingen durchzuhecheln.

Cocos Brüste sind klein, nicht nur klein, sondern winzig, sehr wahrscheinlich naturbelassen, bestenfalls pflaumengroß unter der Seide des sehr roten und sehr kurzen Kleides, keine Frau wählt freiwillig Körbchengröße A.

Es gibt viel zu sagen zu den Brüsten menopausaler Frauen, zum Beispiel altern kleine besser. Da das Bindegewebe der großen der Schwerkraft stärker ausgesetzt ist, neigen sich ihre Nippel überproportional stark nach unten, wohingegen die der kleinen auch in fortgeschrittenem Alter eher himmelwärts weisen, mit gewöhnlich mehr als neunzig Grad gegenüber der Körperachse. Naturbelassen versus Silikon: alles Geschmackssache.

Der Agent ist weitergezogen, ich hätte ihm gern mein neues und fast fertiges Manuskript untergeschoben (es fehlen nur noch ein paar Seiten), aber Coco ist mir lieber, ich kann mich kaum erinnern, wann mich zuletzt eine Frau unter fünfzig geküsst hat.

Ich nehme ihre Hand und will sie zum Buffet ziehen, das

ist eine Absichtserklärung, und Coco weiß es, ich drücke zu und warte auf Antwort.

*

Der schwierige Teil am Dasein als Chirurg sind nicht die Stunden im OP. Auch nicht das Überbringen einer fatalen Diagnose, sei es dem Patienten selbst oder den Angehörigen, nicht einmal, einen Patienten zu verlieren ist besonders gravierend, wenn auch ärgerlich. Kein Hahn kräht danach, solange das Malheur nicht fahrlässig herbeigeführt wird oder durch einen auffälligen Mangel an Talent. Wobei talentlose Chirurgen es durchaus weit bringen können, eine tumoröse weibliche Brust zu amputieren ist kein Kunststück, auch nicht zwanzig Zentimeter eines krebsbefallenen Dickdarms, in der Regel bringen es die Stümper sogar zum Oberarzt (allerdings selten weiter). Wenn die Patienten Glück haben, verlegt sich der zweitklassige Doktor auf die Forschung und Lehre, hält Vorlesungen oder maßregelt Assistenzärzte, die es besser können als er.

Der schwierige Teil liegt auch nicht darin, nachts geweckt zu werden, aus dem Bett zu springen, sich eine Ladung Wasser ins Gesicht zu schleudern und im Jogginganzug in die Karre zu springen, man kommt dann schon in Fahrt, bevor es fünfzehn Minuten später im OP losgeht. Stunden später bewegt man sich in die umgekehrte Richtung, der Chirurg verlässt den OP-Saal, und hier nähern wir uns dem eigentlichen Punkt, hier beginnen die Probleme.

Er steigt aus den Pantinen, wirft den rotgefleckten OP-Kittel in den Wäschesack, die Handschuhe in den Abfall (arrivierte Chirurgen verzichten auf diese Trennung), und macht sich auf den Heimweg.

15

Die Adern durchflutet von Adrenalin und Endorphinen, Blutdruck und Herzschlag gerade so erhöht, dass der Geist hellwach ist, aber nicht in Panik gerät, wie bei einem Raubtier Sekunden vor dem Sprung, jede Sehne auf die ideale Weise gespannt. Er steht auf Zehenspitzen, krümmt seinen Rücken, hält ein Skalpell in der Hand oder eine Säge, Sauger, Klemme, Nadel; keine Muskelfaser darf versagen, er ist niemals müde.

Einen Patienten leben oder sterben zu lassen verursacht eine Empfindung, die an Feierlichkeit nicht zu überbieten ist, das Gefühl einer Überlegenheit und Unentbehrlichkeit. Und zwar nicht, wie andere auch gebraucht werden, Richter oder Lehrer, vielmehr in singulärer Weise, was er tut, darf kein anderer. Der Weg war weit, hier stehen zu dürfen und Schädel aufzusägen oder Bäuche aufzuschlitzen, er begeht schwerste Körperverletzung und Tötung mit Einwilligung, so steht es im Gesetz, es wurde eigens für ihn und Seinesgleichen geschrieben.

Er hinterlässt den Schwestern einen blutbesudelten OP (unnötigerweise wird der Begriff *Schwester* ab 2023 in *Pflegefachfrau* geändert), er verlässt den Trakt, passiert den einen oder anderen Oberarzt und Assistenzarzt, Schwestern und Pfleger und Putzfrauen, jeder deutet eine Verbeugung an, wenn auch infinitesimal, aber da ist sie, er kennt sich aus mit Demut, wie jeder Autokrat verfügt er über ein hochsensibles Instrumentarium für Ehrerbietungen. Oder für das Gegenteil davon, gelegentlich mangelt es einem jüngeren Kollegen an Ehrfurcht, auch wenn dies höchst selten vorkommt, er vergisst es dieser Person nie, wirklich niemals, er legt demjenigen noch nach Jahren Steine in den Weg, ihm wurde auch nichts geschenkt.

Er fährt mit dem Aufzug in die Tiefgarage, auch noch hier genießt er Privilegien, sein Parkplatz befindet sich an zweiter Stelle neben der Rampe und ist breiter als alle anderen, damit er keine Zeit mit Manövern verschwendet, wenn es um Leben oder Tod geht. Er öffnet die Wagentür, sitzt einen Moment hinter dem Lenkrad und starrt gegen die Wand aus Beton, da hängt ein Schild, das ihn als Singularität ausweist, Titel und Name, man könnte meinen, er habe zu Gott aufgeschlossen.

Er startet den Wagen.

Dann lenkt er das Fahrzeug durch die Stadt, es ist früher Morgen, er sieht in graue Gesichter, sie alle sind auf ihn angewiesen, sollte ihr Körper sie im Stich lassen, sei es durch Unfall oder eigene Hand oder Krebs oder Alter. Für einen Moment ist ihm, als schwebe er über der Szenerie. Als sei dies die göttliche Ordnung, aber natürlich hat er auch ein Gewissen und Mitgefühl mit den ziellos Vor-sich-hin-Wimmelnden, und falls sie doch ein Ziel haben, ist es ohne Belang für die Menschheit.

Der schwierige Teil am Dasein als Chirurg ist das Nachhausekommen.

Damals lebte ich gerade noch mit Babette unter einem Dach (ich nannte sie seit unseren Anfängen *Barbie*), denn so traurig es ist, ich habe neben Tina auch eine Ex-Frau, und beide kosten mich viel Geld. So lange ist das gar nicht her, die Jungs gingen noch zur Schule, und ich schlich mich nach den Stunden im OP morgens um halb sieben durch die Haustür in den Flur, das Erwachen der Familie stand kurz bevor, wahrscheinlich störten bereits der Wecker meiner Frau oder die grässlichen Weckfanfaren von den Handys der Jungen meinen Triumphmarsch, daraufhin ertönten im oberen Stockwerk Barbies Schritte, während die Jungen gar nicht daran dachten, früher als in letzter Sekunde aufzustehen, sie schliefen weiter oder wichsten gemütlich eine Runde in ihre Bettdecken.

Das war der Moment, in dem ich schrumpfte, alles wurde mir zu groß, Jogginganzug und Schuhe und sogar die eigene Haut, in einer Minute vom Gott zum Gatten und Gartenzwerg, und es geschah mir recht. Jeder weiß, dass die Ehe eine Falle ist und erst recht die Familiengründung, unbegreiflicherweise will jeder Mann Kinder, und in gewissem Sinne hänge ich an ihnen, was nichts daran ändert, dass sie Schmarotzer sind, regelrechte Blutsauger, je länger, je mehr. Meine Frau auf der Treppe sagte: »Ich hab dich heute Nacht gar nicht gehen hören, wie war's?« Aber sie wartete meine Antwort nicht ab. »Sei so gut und mach Kaffee, und könntest du dafür sorgen, dass die Jungs den Arsch hochkriegen?« Das sagte sie tatsächlich.

Die Umgangsformen werden nicht besser im Laufe der Ehe. Dabei sieht Barbie nicht einmal schlecht aus für ihr Alter, und dumm ist sie auch nicht. Sie hat sogar studiert und einen Teilzeitjob in einem Architekturbüro; manchmal stelle ich mir vor, ich träfe sie heute auf einer Party, dann bekäme ich vielleicht sogar Lust, sie abzuschleppen.

Ich gehorchte, und als alles auf dem Weg war, die Jungs in der Schule und Barbie beim Einkaufen, genehmigte ich mir endlich eine Dusche. Ich zog mich wieder an und schlug die umgekehrte Richtung ein, zurück in die Klinik. Für eine durchoperierte Nacht gibt es nicht frei, und das ist gut so, denn unterwegs fängt die Haut wieder an, einem Chirurgen zu passen.

Dass die Familie mein Talent nicht würdigte und mir von daher Tätigkeiten abverlangte, die in der Klinik allenfalls der kosovarischen Putzkraft aufgebürdet wurden, war schwierig, aber nicht der schwierigste Teil meines Lebens. Im Übrigen habe ich nichts gegen Kroaten und Albaner und Kosovaren, und erst recht nichts gegen Kosovarinnen, die meisten osteuropäischen Krankenschwestern sind sogar sehr nett. Ich nenne sie *Jugos*, daraus mache ich keinen Hehl, ich meine es nicht so. Meine Generation wird die Länder des Balkans niemals auseinanderhalten können.

Womit wir bei einer weiteren großen Schwierigkeit wären: den Krankenschwestern.

Zu Hause kaltgestellt und den ganzen Tag und die ganze Nacht von blutjungen, bildhübschen Schwestern und Schwesternschülerinnen umgeben zu sein, davon ein erheblicher Teil minderjährig, dürfte zu den größten Zumutungen meines Männerlebens gehören, regelrecht eine Gottesstrafe, mit Adam ging es los.

Ich habe mich nie an Minderjährigen vergriffen, das ist gegen meine Prinzipien, hingegen sie sich sehr wohl an mir, wenn sie am Krankenbett ihre Tittchen rüttelten und schüttelten wie ein Baum seine Äpfelchen und ich in der Hosentasche die Fäuste ballen musste, um nicht die Hände auszustrecken und ein oder zwei der Früchte zu pflücken, wofür der liebe Gott sie gemacht hat.

Mimoza war so eine. Irgendwann war sie achtzehn, zu meiner unendlichen Erleichterung, aber sie ist siebzehn oder sogar sechzehn gewesen, als sie im Schwesternzimmer auftauchte, voll entwickelt und im Vollbesitz des Instrumentariums, das einen Mann willenlos macht oder sogar in den Wahnsinn treibt. Sie saß eine Spur zu breitbeinig, trug den

Kittel eine Spur zu eng und wackelte eine Spur zu munter mit dem Arsch, um von mir oder irgendeinem Mann übersehen werden zu können, auch wenn ich mir immer wieder sagte, sie sei im Alter meiner Jungs.

Der Name Mimoza ist albanisch für Mimose, die Definition im Pflanzenlexikon gab mir den Rest.

Die Mimose ist eine schamhafte Sinnpflanze mit nacktem, teilweise borstigem Stamm. Sie reagiert unter anderem auf Berührung und Erschütterung sowie schnelle Erwärmung. Nach einigen Minuten strecken sich die eingezogenen Zweige und Blätter wieder aus. Daher kommt auch der englische Name »Touch-me-not«, »Berühre mich nicht«.

Von da an sah ich Mimoza als Blume, auch wenn sie üppiger blühte als ihre Schwester aus dem Pflanzenreich. Ihr »Touch-me-not« reizte mich auf das Äußerste, und einmal in der Kantine beim Schlangestehen stieß ich versehentlich an ihre rechte Brust und erwartete atemlos das botanisch beschriebene Einklappen aller Blütenblätter.

Stattdessen zwinkerte Mimoza mir zu.

Schließlich sah ich mich einer dritten Schwierigkeit gegenüber, wahrscheinlich der größten.

Ich wünschte, ich könnte sie *gelegentlich ein Gläschen Wein* nennen, aber in Wirklichkeit träfe es *starkes Zeug* besser, und das sozusagen jeden Tag.

Daneben machten sich die beiden anderen Vergehen (Hochmut, Wollust) geradezu lässlich aus und erreichten nie und nimmer biblisches Ausmaß, denn der Konsum von Drogen konnte jederzeit in die schrecklichste aller Sünden münden, die Überschreitung des Gebotes *Du sollst nicht töt*en (auch nicht dich selbst).

Im OP gilt aus gutem Grund eine Promillegrenze von null. Aber diese Null ist nicht irgendeine, wie sie beispielsweise für Fahranfänger gilt, es genügt nicht, dass die Leber jedes einzelne Atom des Alkohols, der am Vorabend konsumiert wurde, aus dem Blut gefischt und geschreddert hat. Die Null meint auch die Elimination aller Abfallprodukte, die einen Kater so unerträglich machen, Kopfschmerzen und Übelkeit und Schwäche, allgemeine Unlust, das braucht Zeit, achtundvierzig bis zweiundsiebzig Stunden, was zur Folge hatte, dass ich mich allenfalls Freitagabend betrinken durfte, wenn ich Montagmorgen nüchtern sein wollte, vorausgesetzt, ich hatte überhaupt mal ein Wochenende frei. Und hier reden wir nur von Alkohol, ich hatte Kollegen, die sich fast täglich aus dem Medizinschrank bedienten, denn was liegt näher als das.

Der Medizinschrank einer chirurgischen Krankenstation hat nichts mit demjenigen eines Vierpersonenhaushalts gemein, er nimmt eine ganze Wand ein und wird ständig aufgefüllt, jeder Patient besitzt eine kleine, hässliche Box, dort hinein wandern Pillen und Zäpfchen, meistens die richtigen, aber bei Weitem nicht immer, je nachdem, wie ausgeschlafen die mit der Austeilung betraute Schwester ist oder ob sie Liebeskummer hat, und weiter geht es in die zugehörigen Münder und Ärsche der falschen Patienten, unmöglich, hier die Übersicht zu behalten, keiner, der so richtig mitzählt. Das Durcheinander hat schon dem einen oder anderen Frischoperierten das Leben gekostet, fast immer trifft es Alte. Und wen juckt ein Herzinfarkt mehr oder weniger, der oder die Schuldige wird ermittelt und entlassen und ansonsten nicht viel Aufhebens gemacht. Die Dunkelziffer ist hoch, und noch höher geht es während einer Pandemie her.

Hinter Glas und unverschlossen das übliche Zeug, Blut-druck- und Lipidsenker, Herzmittel, Diuretika zum Aus-schwemmen, Schmerzmittel und leichtere Schlaftabletten, da nimmt man sich einiges für zu Hause mit, eine kleine Unkorrektheit, die quasi Üblichkeitswert hat, eher könnte man sagen: ein Privileg.

Das harte Zeug, die Betäubungsmittel, sind besser bewacht. Der Schrank ist durch ein Schloss gesichert, damit jeden-falls die Putzfrau sich nicht ständig bedient, hier wird auch ordentlich Buch geführt. Aber natürlich überprüft niemand, ob der Greis auf Zimmer acht die hundert Milligramm Tra-madol auch wirklich geschluckt hat (nichts anderes als lega-lisiertes Morphium, und nichts anderes macht glücklicher und abhängiger) oder ob vorher ein wenig davon abgezweigt wurde, Hauptsache, in der Krankenakte steht das Richtige und für den Alten bleibt ein bisschen was übrig.

Ich bediente mich auch, aber ich war stolz darauf, behaup-ten zu können, von den Suchtis unter den Ärzten nicht der Süchtigste zu sein, oder eigentlich hätte ich mich nicht einmal als süchtig bezeichnet. Ich war zu der Zeit sehr gefordert, ich nahm gelegentlich etwas zum Einschlafen und gegen die Schmerzen, oder morgens, um in Gang zu kommen, für den Chirurgen ist es nicht einfach, die Waage zwischen An- und Entspannung zu halten. Auf Morphium stand ich fast gar nicht; wenn überhaupt, dann auf eine andere Droge, Propofol, ein Narkosemittel, es liegt im OP herum oder auf der Intensivstation, mein Stoff. Es ist das Zeug, an dem Michael Jackson starb, und der wusste, was er daran hatte. Er nannte es seine *Milch*.

Ein regelrechter Rausch bleibt aus, dafür macht es glück-lich, und zwar richtig glücklich, alle Hürden fallen, Sie trauen sich jede Schweinerei zu (falls es sich um eine sexuelle Schweinerei handeln soll, schaden ein paar Milligramm Kokain nicht, aber als Arzt möchte ich nicht versäumen, vom Mischkonsum grundsätzlich abzuraten).

Kürzlich haben sich ein paar Wissenschaftler die Mühe gemacht nachzuzählen, allein im deutschsprachigen Raum trafen sie auf dreihundert bis vierhundert Propofoljunkies, fast alles Mediziner, drei Viertel lebendig, ein Viertel verstorben, ein beachtlicher Teil davon in selbstmörderischer Absicht. Das sind die offiziellen Angaben, in der Regel konsumieren Ärzte im Verborgenen, keiner traut sich, sie zu melden, somit dürfte die echte Zahl wesentlich höher liegen.

Bedauerlicherweise, oder für die Selbstmörder glücklicherweise, hat Propofol eine geringe therapeutische Breite, es muss äußerst sorgfältig dosiert werden, ein paar Milligramm zu viel, und man hört auf zu atmen, mit anderen Worten, man erstickt, glücklicherweise tief entspannt und manche sogar mit Latte.

Wenn ich mir meine Milch gab, und ich tat es nicht jeden Tag, passte ich auf wie ein Luchs, damit die Dosierung stimmte.

Noch gar nicht lange her, dass eine der türkischen Putzfrauen meinen damaligen Chirurgieassistenten ausgestreckt am Boden des Personal-WCs der Intensivstation fand, ein dümmliches Lächeln im Gesicht, bedauerlicherweise ein paar Minuten zu spät für eine Wiederbelebung. Hätte die Putzfrau eine Herzmassage durchgeführt, hätte es vielleicht noch gereicht, der sehr junge Kollege, tatsächlich war er halb so alt wie ich, hatte sich verkalkuliert, die kritische Marke von 0,5 Milligramm Propofol pro Kilogramm Eigengewicht ist unbedingt einzuhalten. Der hausinterne

Pathologe erklärte sich bereit, die Ursache zu vertuschen, und stellte einen plötzlichen Herztod fest. Das geschah im Interesse der Angehörigen, und vor allem der Klinik.

Ich ließ es mir nicht nehmen, der Obduktion beizuwohnen, und der schlanke, junge Körper des toten Kollegen war mir ein mahnendes Beispiel, die Dosis ordentlich zu berechnen.

Zu Hause hatte ich auch immer eine Ampulle für den Fall, dass meine Frau mich bis aufs Mark mit ihren Vorwürfen quälte, in den letzten Jahren hatte sich bei mir nicht einmal auf Koks Lust auf sie eingestellt.

*

Auch wenn ich vergebens ihre Hand drücke, Coco reißt nicht aus, vielleicht ist sie froh, den zudringlichen Agenten los zu sein, vielleicht bin ich das kleinere Übel, jedenfalls lässt sie sich zum Buffet ziehen.

In meiner Hosentasche vibriert zum dritten Mal das Handy, und ich möchte behaupten, dass ich aus der Aufdringlichkeit und Nachhaltigkeit schließen kann, es ist Tina.

Weil ich Angst vor Tina habe, sie kann sehr wütend werden, entschuldige ich mich und lasse Coco los, die scheint nichts dagegen zu haben, sie beugt sich über einen Obstteller und beginnt, die Johannisbeeren von einem Zweig zu pflücken. Merkmal sehr dünner Frauen: dass sie beim Nahrungserwerb mehr Kalorien verbrauchen, als sie sich anschließend zuführen. Ich gestikuliere in Richtung Flur, Coco nimmt keine Notiz von meinem vorläufigen Abschied.

Außer dem Gäste-WC am Eingang steht ein zweites im Badezimmer des Agenten zur Verfügung, eine sehr mutige, wenn nicht leichtfertige Entscheidung. Mindestens die Hälfte der anwesenden Gäste halte ich für fähig, die Schränkchen zu öffnen und zu inspizieren und sich zu bedienen, ich tue es auch. Dabei gehe ich zügig vor, aber systematisch, mein Interesse ist vorwiegend berufsbedingt. Zunächst verwende ich das kostspielige Deodorant für zwei, drei Spritzer unter die Achseln, dann wende ich mich der Krankengeschichte zu.

Zeige mir deinen Badezimmerschrank, und ich sage dir, woran du stirbst.

Der Agent steht am Rande einer Herzinsuffizienz, außerdem, wenig überraschend: Er kriegt ihn nicht mehr hoch. Das Sildenafil steht in zweiter Reihe (bedauerlich für den Pharmariesen Pfizer, dass das Patent für das Original, seinen Verkaufsschlager Viagra, irgendwann auslief, aber immerhin hat Pfizer bis heute fast achtzehn Milliarden Dollar umgesetzt), daneben hat er einen Diabetes Typ II.

Übergewichtige Patienten wie den Agenten auf dem Tisch zu haben, ist eine Strafe, man muss sich durch viele Zentimeter Fettgewebe wühlen, zudem sind die Dicken eine Zumutung für das Pflegepersonal, ein Frischoperierter muss mehrmals am Tag umgelagert werden, er könnte sich wund liegen, sein Bett muss bezogen und ihm die Bettpfanne unter den Hintern geschoben werden, der Agent dürfte über hundert Kilo wiegen.

Ich pinkele im Stehen, das lasse ich mir nicht nehmen, auch wenn die Agentenfrau ein selbstgemaltes Schild mit rot durchgestrichenem, aufrecht pissendem Männchen aufgehängt hat. In letzter Zeit kommt etwas weniger Urin, dafür muss ich öfter; wenn alles schrumpft, beginnt die Prostata zu wachsen, sie stranguliert die Harnröhre, bis im ungünstigsten Fall nichts mehr durchgeht, das ist ein Höllenschmerz. Bevor ich mich auf Kinderchirurgie spezialisierte, habe ich die eine oder andere Prostata operiert, am Anfang meiner Karriere mehr oder weniger schonend, später unter Zuhilfenahme des Operationsroboters, er heißt Da Vinci, was mir immer gefallen hat, irgendwann wird Da Vinci den Arzt an der Steuerkonsole nicht mehr brauchen.

Mein Schwanz tröpfelt, und in diesem Moment überwältigt mich die Erkenntnis, dass keine Frau der Welt, egal wie jung oder alt, diesen Pipimann noch schön finden kann, ganz zu schweigen davon, dass sie ihn befingern will.

Geschätzt hat er in den letzten zwanzig Jahren zwei Zentimeter lichte Höhe eingebüßt, er war nie der Größte, bestenfalls Durchschnitt oder etwas darunter, trotzdem machte er was her, er stellte sich ruckzuck auf, über seine Standfestigkeit konnte sich keine beklagen, weder meine Frau, als ich noch mit ihr schlief (eine gewisse Zeit war ich sogar treu), noch das Personal.

Doch sehen wir der Tatsache ins Auge, dass das Testosteron mit jedem Jahr weniger wird, was anfangs nicht groß auffällt und dann plötzlich doch, wenn der Arschfick nicht mehr geht.

Das Bindegewebe schrumpft, der Schwellkörper wird leck, das Einzige, was hilft: wichsen, wichsen, wichsen.

Wogegen es nicht hilft: eine steckrübenartige Violettverfärbung.

Ich schüttele ihn, ich will die Agentenfrau ärgern, indem ich ein, zwei Tropfen Urin auf der Klobrille hinterlasse, ich fürchte die Frauen für ihre Macht über mich. Ich fürchte sie dafür, ihre Muschis zu brauchen, darum habe ich mir vor der Party einen Shot gesetzt, genau genommen fürchte ich sie grundsätzlich.

Vor dem WC eine Schlange anderer älterer Herren. Ich drehe eine Runde, Coco ist nirgendwo zu sehen. Ich hole mir ein Glas Chablis, mir fällt Tina ein, vor lauter Schwanzbetrachtung habe ich sie vergessen.

Auf der Mailbox ihre Tirade, sie ist schlecht darin, ihre Eifersucht zu verbergen, sie wird heute Abend einen Liebesbeweis einfordern.

Ich werde auf ihr Gesicht abspritzen oder auf ihre Arschbacken, wenn ich wichse, kann ich noch kommen, dabei werde ich die Augen schließen und mir vorstellen, diejenige unter mir wäre Coco.

*

Dass es eine Rarität wie die Zwillinge, von denen hier die Rede ist, überhaupt gab und sie in einer Klinik und letztlich bei mir landeten, war einer simplen Tatsache zu verdanken: Ihre Eltern entstammten einer bildungsfernen Schicht, was im konkreten Fall noch einen Euphemismus darstellt, denn die Bildung dieser Leute war nicht fern wie ein Streif am Horizont, sondern wie Alpha Centauri.

Grundsätzlich handelt es sich bei siamesischen Zwillingen um ein äußerst seltenes Ereignis, es tritt mit einer Wahrscheinlichkeit von 1 zu 200.000 auf. Gäbe es für die Föten nicht ein genetisches Vernichtungsprogramm, der weibliche Körper stößt sie einfach ab, und würde man diejenigen mitzählen, die ein Gynäkologe aus dem Uterus gesaugt hat oder die mittels einer Pille ausgeschwemmt wurden, wären es wesentlich mehr. Im Falle einer späten Entdeckung ist ein Schwangerschaftsabbruch sogar bis zum Geburtstermin möglich, der Anblick des verschlungenen Pärchens rechtfertigt dies, er kann für die Mutter fürchterlich sein, zur seelischen Vernichtung führen und muss unter allen Umständen vermieden werden, aber nicht in allen Fällen reagieren Schwangere so empfindlich.

Ungebildete Menschen trifft es theoretisch nicht häufiger als gebildete, nur halten es die weniger Gebildeten für unnötig, zur Schwangerschaftsvorsorge zu gehen, oder sie wissen nicht einmal, dass so etwas existiert, oder vielleicht existiert sie auch wirklich nicht in ihrem Land, was wahrscheinlich auf den Großteil der Weltbevölkerung zutrifft.

Analphabeten neigen außerdem dazu, die Dinge zu nehmen, wie sie sind, auch eine Missgeburt, niemand auf den Dörfern zweifelt ihre Daseinsberechtigung an, doch da kommen die Hilfsorganisationen ins Spiel und belehren die Dörfler eines Besseren, zum Wohle der bedauernswerten Geschöpfe und nebenher, weil es der Wissenschaft dient, wie wir noch sehen werden.

Das Elternpaar stammte aus der Demokratischen Republik Kongo, natürlich hatte ich mich informiert, der Wahlspruch des Kongo lautet »Friede, Gerechtigkeit, Arbeit«, davon bietet er seinen Bürgern immerhin die Arbeit, sie kratzen mit Schaufeln, oder, weil diese zu teuer sind, mit den bloßen Händen Erze und Uran aus den Minen. Andere sieben Gold und Diamanten aus den Bächen, aber der Vater der Zwillinge hatte sich auf Kobalt spezialisiert, wie ich erfuhr, und bei Gelegenheit förderte er auch Uranerz, wenn es vor seiner Nase lag. Uran verursacht die verrücktesten Krebsarten, Totgeburten und Missbildungen, Embryonen ohne Kopf, mit zwei Köpfen oder zwei Geschlechtern, Lippen-, Kiefer-, Gaumenspalten, deformierte Organe, überzählige Fingerchen und Zehen, große und kleine chirurgische Herausforderungen, an denen sich junge europäische Ärzte in provisorischen Krankenstationen vor Ort üben.

In der Regel steht es nicht gut um den Intelligenzquotienten der verstrahlten Kinder, was nicht weiter auffällt, sie besuchen keine Schule, Gestein abkratzen kann jeder.

Luc erzählte mir, er verdiene drei Dollar am Tag, an manchen Tagen begleite ihn seine Frau, aber *in Erwartung* tue das nicht gut, jeder im Dorf wisse das. Sie steige nicht gern in die Minen, sagte Silvie, sie sortiere das Gestein und trage es auf dem Kopf in Säcken zu den Händlern, die hocken am Rande des Abbaugebietes hinter ihren Tischen, dort gibt es Straßen für den Abtransport, und irgendwie lande es dann in den Händen der Weißen, so genau wisse sie das auch nicht.

Kleine Kinder stiegen auch nicht in die Minen, sagte Luc, er habe gehört, die Weißen dächten das, ob die denn annähmen, dass man im Kongo seine Kinder nicht liebe?

Jetzt waren Silvie und Luc hier bei den Weißen, jetzt hatten sie selbst ein Handy, in das ihr Kobalt verbaut war, Luc stellte sich ein kleines graues Krümelchen vor, wie er es tausendmal zwischen den Fingern gehalten hatte.

Sie waren hier, weil eine Hilfsorganisation sie aufgelesen hatte und ihr merkwürdiges Mädchen mit den zwei Köpfen und drei Beinen, oder waren es zwei Mädchen?

Diese Frage wird noch eine Rolle spielen, denn wenn man von einem Kind ein Stückchen, zum Beispiel einen überzähligen Kopf, abschneidet, bleibt es immer noch ein Kind, wohingegen, wenn man zwei Kinder trennt und eines davon töten muss, um das andere zu retten, es für gewaltigen Ärger sorgt.

Ich war auch in Afrika gewesen, 1994 in Ruanda und mehrmals in Sierra Leone, in der Regel blieben Tumore dort unbehandelt. Das änderte sich mit meiner Ankunft, ich operierte alles, was nicht schnell genug auf den Bäumen war, nie wieder habe ich in wenigen Wochen so viel gelernt, eine echte Win-win-Situation, auch wenn böse Zungen uns Hilfsimperialisten nannten, es war mir immer auch eine innere Notwendigkeit, zu helfen.

Später ertrug ich die Hitze nicht mehr, ich war auch so berühmt geworden, dass die Kinder zu mir eingeflogen wurden, damit fielen allerhand Unbequemlichkeiten wie primitive Unterkünfte, Ungeziefer und mangelnde Hygiene weg (etwas, das man bis Mitte dreißig als Abenteuer erachtet). Die Patienten wurden zügig zurück eskortiert und zogen auf Nimmerwiedersehen ab in ihre Dörfer, sie konnten uns nicht mehr auf die Pelle rücken, ich verordnete noch Maßnahmen zur Nachsorge, und das war's. Und wenn ich doch einmal von jemandem hörte, hatte derjenige sich meistens nicht an meine Anweisungen gehalten, statt mit Antibiotika behandelten die Eingeborenen den infizierten Wundbereich eines Bauchschnittes mit Voodoo und anderem Zauber.

Einziger Nachteil: Ihr Verschwinden schmälerte den Lerneffekt, da sich das Gelingen eines Eingriffs in der Regel erst langfristig beurteilen lässt, aber im Grunde musste ich auch schon damals nicht mehr viel lernen.

Luc und Silvie sprachen ein eigenartiges, hartes und trommelfeuerartiges Französisch, und hauptsächlich Silvie schien etwas auf dem Herzen zu haben.

Normalerweise interessierte ich mich kaum für das Schicksal meiner Patienten, ebenso wenig wie für das meiner Geliebten, es gibt aber Umstände, die es erforderlich machen, jemandem Aufmerksamkeit zu schenken, weil der Lauf der Dinge dadurch maßgeblich beeinflusst wird, das gilt für das ärztliche Tun (ich wollte damals, dass Luc und Silvie mir ihre Mädchen daließen) ebenso wie für die Frauen (wenn man sie zur Aufgeschlossenheit gegenüber allen möglichen Praktiken gewinnen will).

Glücklicherweise konnte ich Silvies Geschichten einiges abgewinnen, ich musste mich nicht einmal zusammennehmen, sie anzuhören, vielmehr begannen sie sogar, mich zu faszinieren. Silvie und Luc träumten davon, dass die Mädchen zur Schule gehen würden, damit sie als Heranwachsende nicht würden betteln müssen oder sich prostituieren.

Die Zwillinge hatten eine gemeinsame Vagina, was chirurgisch eine gewisse Herausforderung darstellte, zu ihrer komplizierten Anatomie später mehr.

Die Nacht, bevor ich die Zwillinge zum ersten Mal zu Gesicht bekam, endete mit einem Blowjob, was an sich nicht weiter erwähnenswert wäre, hätte es sich bei derjenigen in meinem Schoß nicht um Tina gehandelt und um unser erstes Mal.

Sie müssen wissen, Tina ist wirklich kein Hingucker, circa einsfünfundsechzig und auf eine unangenehme Weise füllig, nicht sehr, aber an den falschen Stellen, zum Beispiel im Gesicht und an den Armen, zum Glück ein wenig auch dort, wo es zählt, das ist das Gute. Wenn ich die Augen schließe und mein Gesicht zwischen ihren Brüsten vergrabe, vergesse ich für einen Moment das ganze Elend drumherum. Es kommt jedoch auf die Haut an, wie ich schon sagte, und da liegt bei Tina der Hund begraben.

Ihre Haut gleicht einer Orange, aber nicht unter normalen Lichtverhältnissen, sondern einer Orange, die man unter einem Brennglas betrachtet, leider tut das Rauchen ein Übriges und auch der Alkohol, sie säuft nicht wie ein Loch, aber jeden Tag eine Flasche Wein und auch mal Härteres.

Dass ich sie am Vorabend des Eintreffens der Zwillinge abgeschleppt hatte, war einer Ausnahme geschuldet, ich wollte mich belohnen und hatte mir meine Milch gegönnt.

Die Ankunft der kongolesischen Zwillingsmädchen samt Entourage, dazu gehörten auch Vertreter der Hilfsorganisation, war für den nächsten Vormittag angekündigt, ich plante für eine grobe Erstuntersuchung ein, zwei Stunden ein. Für die Feindiagnostik waren mehrere Wochen veranschlagt, diese würden sich jedoch verschiedene Disziplinen teilen.

Am Tag zuvor hatte ich einen syrischen Säugling mit Transposition der großen Blutgefäße gerettet, was bedeutet, dass sein Herz eine vertauschte Haupt- und Lungenschlagader besaß, das sauerstoffarme Blut kreiste im Körper, statt die Lunge zu passieren. In einer sechsstündigen Operation hatte ich die Gefäße versetzt und ein Loch in der Herzscheidewand verschlossen, ohne dass es zu irgendwelchen Zwischenfällen gekommen war, ich war zu Recht stolz auf mich.

Gravierende Herzfehler sind bei Neugeborenen keine Seltenheit, in vielen Fällen ist das Baby blau und unbehandelt nicht lebensfähig.

Es sterben zu lassen ist eine Option, aber sie ist nicht gut angesehen, stattdessen kann man ein Kunstherz anschließen oder, wie in unserem Fall, die Arterien hin- und herversetzen, oder, und das ist der Königsweg, man schenkt ihm früher oder später ein neues, kleines, vernünftig pochendes Spenderherz, dazu muss natürlich beizeiten ein anderes Kind gestorben sein.

So bedauerlich es für den einen ist, so gut funktioniert es für den anderen, und auch meine arterielle Switch-Operation funktionierte so gut, dass sich das sogenannte *Blue Baby* bereits beim Erwachen aus der Narkose in einen rosafarbenen Schreihals verwandelt hatte. Die Presse liebt solche Geschichten.

Traurigerweise hält das Leben kaum eine Belohnung bereit, weder im Allgemeinen für dich als Mann noch im Besonderen für den Arzt und Lebensretter, außer du erachtest gelegentliche Hymnen in der Öffentlichkeit oder die Dankesbezeugungen der Patienteneltern als Lohn. Doch auch wenn sie eine gewisse Genugtuung auslösen, stellen sie nicht den Kick dar, den du brauchst, um abzuschalten nach einem Trip wie der Verpflanzung einer wenige Millimeter starken Hauptschlagader an ein pflaumengroßes Herz; Alkohol bringt es ebenso wenig wie Sex, und auch nicht Alkohol mit Sex, es muss etwas Schärferes her, Kokain ist ideal, aber mit Nachteilen behaftet, der körperliche Schaden ist enorm, die Beschaffung illegal, auch wenn es einem in der Hauptstadt sozusagen in jeder Bar aufgedrängt wird, und am Ende gelingt der Test auf Koks dem letzten vertrottelten Forensiker.

Ich dosiere es so niedrig wie möglich.

Der forensische Nachweis von Propofol ist schwieriger (wenngleich möglich), außerdem liegt es quasi griffbereit herum, entspannt, macht angstfrei und euphorisch, verhilft bei höherer Dosierung zu angenehmem Schlaf, auch sexuelle Enthemmung kommt vor. Ich zum Beispiel verliere die Kritikfähigkeit, aber nicht den Überblick, was zur Folge hat, dass mir Frauen wie Tina in einem anderen Licht erscheinen, wie mit einem Filter überzogen, außerdem verjüngt und verschlankt, und das, obwohl mein Denkvermögen nicht außer Kraft gesetzt ist.

Ich weiß also, dass ich mich irre, aber ich habe nichts dagegen, mich zu irren.

Bedauerlicherweise handelt es sich um eine Substanz mit kurzer Wirkdauer, das Glücksgefühl tritt nach zehn bis zwanzig Sekunden ein, Minuten später geht es vorüber, aber der Abhängige will mehr, das Craving, der Suchtdruck, ist massiv und wird innerhalb kürzester Zeit zum Zwang, ein Teufelszeug, und bestenfalls ist es mit therapeutischer Hilfe möglich, davon loszukommen.

Eine alte Schachtel abzuschleppen ist wirklich kein Problem, eher ist es ein Problem, sie nicht abzuschleppen, also sich ihrer Annäherungsversuche zu erwehren, sie fallen überfallartig aus, viel schamloser als bei den Jungen. Vorausgesetzt natürlich, sie gehört zu derjenigen Kategorie alter Schachteln, die nach der Menopause weiter vögeln (wie Tina) oder es zumindest gern täten.

An jenem Abend war mir, wie erwähnt, nach Feiern zumute, ich hatte das Propofol sorgfältig dosiert und mir mittels einer Plastikkanüle einen Shot verpasst, an der Kanüle hängt ein langer Schlauch, der das Spritzen sehr erleichtert, wenn man es an sich selbst vornimmt. Damals kam ich noch mit wenig aus.

In weiser Voraussicht nahm ich den Wagen. Das Schild *Arzt im Einsatz* gestattete mir das Parken auf Behindertenplätzen, oder zumindest wurde ich geduldet, in dieser versifften und überbevölkerten Stadt einen stinknormalen Parkplatz zu finden ist so gut wie unmöglich.

Polizeikontrollen fürchte ich grundsätzlich nicht, meinen Stoff haben die Beamten nicht auf dem Schirm, er riecht nicht, und der Blick bleibt fokussiert.

Ein Gutes hat meine Stadt, es gibt mehr als genug Bars, und in den meisten ist man willkommen, auch wenn man vierzig Jahre älter ist als der Durchschnitt, die Mädchen sind um die zwanzig, maximal fünfundzwanzig, und ganz überwiegend hinreißend. Leider rücken sie mit jedem meiner Jahre in weitere Ferne, es ist, als würden sie nie älter, was auch stimmt, weil die Reiferen, sagen wir die Endzwanzigerinnen, sesshaft werden, und damit sehr bald auch der Lack ab ist, während die Jüngeren nachwachsen. Jeder Mann träumt davon, ihnen an Ort und Stelle den Minirock zu heben, das Nichts von einem Höschen zu zerreißen und die Haubitze in Stellung zu bringen.

Es gibt auch heute noch Abende, da sehe ich sie stundenlang an, ich stehe nur auf, um zu pinkeln, und während des Lockdowns in den Jahren der Pandemie vermisste ich sie wirklich sehr, mir blieb einige Monate lang nichts anderes übrig, als zu meinen Erinnerungen zu masturbieren.

Noch etwas unterscheidet alte Frauen von den jungen, sie sitzen fast immer allein und fast immer an der Bar, dort besteht eine gewisse Wahrscheinlichkeit oder Notwendigkeit, dass man sich neben sie setzt, wenn nichts anderes frei ist.

Ich kannte Tina flüchtig, hatte sie immer als eine Art Gegenstand betrachtet, wenn wir uns in der Klinik begegneten, so etwas wie eine Topfpflanze, und einen unverständlichen Gruß gemurmelt. Ich war der stellvertretende

Klinikdirektor, was den Nachteil hatte, dass ich nicht der Klinikdirektor war, und den Vorteil, dass ich die spektakulären Operationen durchführen konnte. Meinem Vorgesetzten fehlte dafür die Zeit, weil er sich mit allem möglichen Schmonzes herumschlagen musste, zum Beispiel dem Ableben des bedauernswerten Chirurgieassistenten oder dem Bau eines neuen Flügels für seine Privatpatienten. Wie auch immer, der Klinikdirektor hatte irgendwann das Operieren verlernt, was mir in der Folge zu einigem Ansehen verhalf, auch bei den Frauen.

Tina sitzt irgendwo in der Krankenhausverwaltung, sie ist sicher keine Leuchte, aber auch nicht vollkommen unterbelichtet, jedenfalls nicht so beschränkt, dass es beim Blasen stört, das stellte sie gleich am ersten Abend unter Beweis, ein Mann weiß so etwas zu schätzen.

Als ich die Bar betrat, hatte meine Leber einen Großteil des Propofols schon abgebaut, trotzdem befand ich mich in aufgeräumter Stimmung, und es störte mich nicht, dass der einzig freie Platz am Tresen neben der Pflanze aus der Verwaltung war. Ich erkannte sie schon von Weitem, ein Mann hat ein scharfes Gedächtnis für Körperformen, besonders für weibliche. In gewissem Sinne begrüßte ich diesen Zufall, ich würde ohne größeren Aufwand zu meinem Recht kommen, wenn ich in Stimmung bin, ist es mir gleichgültig, zu wem die Muschi gehört, die ich ins Auge gefasst habe, Hauptsache, sie hat ein Loch, und zwar ein lebendiges (mit Attrappen konnte ich nie etwas anfangen und ebenso wenig mit Nutten).

Die Verwaltungsfachangestellte trug einen Rock, was grundsätzlich zu begrüßen gewesen wäre, doch leider stimmte etwas nicht damit, das sah ich schon von hinten; statt ihre Kurven zu umspielen, presste er sie zusammen, eine Art Pelle für das Gesäß.

Es stellt eine große Herausforderung für Frauen über sechzig dar, sich angemessen zu kleiden, insbesondere, wenn sie ein paar Kilo zu viel auf den Hüften haben; als Frau in diesem Alter kann man gar nicht dünn genug sein. Es gilt weitere Klippen zu umschiffen, dazu zählt das Desaster mit den Haaren, die Stammzellen im Haarfollikel quittieren ihren Dienst, und eines Tages ist ein Großteil der Pracht auf dem Müllberg der Geschichte gelandet. Haartransplantationen sind viel schwieriger als bei Männern, letztendlich gibt es für die Betroffenen keine Lösung, und sicherlich besteht sie nicht darin, das verbliebene Haar zu einem Haufen aufzutürmen, der stark an ein Nest erinnert und den man keinesfalls berühren möchte, weil man Ungeziefer darin vermutet.

Die Fachangestellte hatte genau das getan, aber ich war milde gestimmt, Propofol verleiht auch Nachsicht, alles in allem sah es also verheißungsvoll für mein Unternehmen aus, wir stellten uns vor, die Begrüßung fiel freundlich aus, beinahe enthusiastisch, Tina, Bernard.

Sie wandte sich mir zu und öffnete im richtigen Moment die Schenkel, ihr Champagnerglas war leer, und es war wohl nicht das erste. Ich wunderte mich, was Verwaltungsangestellte sich dieser Tage leisten können, und das, obwohl die Medizinbranche angeschlagen ist, andererseits muss man investieren, wenn man auf der Suche nach einem Fang wie mich ist, und überraschenderweise schienen mir Tinas Beine gar nicht so übel geformt, oder es war ein fauler Zauber.

Ich persönlich nehme das nicht übel, zwar vermittelt Formwäsche eine Illusion, aber sind wir nicht umgeben von Illusionen, im Zweifelsfall empfiehlt es sich, eine Frau daran zu hindern, sich vollständig zu entkleiden, und oft hat sie gar nichts dagegen.

Das Gespräch mit Tina nahm seinen Lauf, sobald ihr Glas leer war, bestellte ich das nächste, die Barista war offensichtlich eine Transe, was nur dann auffiel, wenn sie den Mund aufmachte, gelegentlich wird ärztlicherseits zu spät mit dem Pubertätsblocker begonnen, der Kehlkopf bekommt eine irreversible Größe und die Stimme verrät das genetische Geschlecht, die Junge hinter unserem Tresen hatte Brüste und einen Bass.

Im Gegensatz zu Tina nippte ich nur, in meinem Blut kreisten verschiedene Abbauprodukte, die Kombination hätte dazu führen können, dass ich auf meinem Hocker eingedöst wäre, aber davon konnte keine Rede sein, ich erwies mich als charmanter Plauderer, was Tina mit großzügigem Gelächter quittierte und mir die Hand auf meinen Schenkel legte.

Ich hatte die Kanüle nicht dabei, die hygienischen Bedingungen auf Männerklos lassen zu wünschen übrig, und erwischt zu werden käme einer beruflichen und persönlichen Katastrophe gleich, das war ein wenig schade. Ich merkte, wie mein Blick auf Tina sich zunehmend klärte, ihre Haut begann sich in eine Kraterlandschaft zu verwandeln, und um den Abend zu seinem Höhepunkt zu führen, tat ich etwas, das ich normalerweise für unter meiner Würde befinde, ich beugte mich vor und teilte ihr mit, dass der Wagen quasi vor der Tür stand, die Marke würde ich normalerweise nicht erwähnen, in diesem Zusammenhang tat sie aber doch etwas zur Sache.

Der Lärmpegel war hoch, Tina verstand wohl die Hälfte, und keiner konnte sagen, ich hätte sie nicht gefragt, vermutlich wollte sie auch gar nicht gefragt werden. Ich legte einen Schein auf den Tresen, wir rutschten vom Hocker, ein älteres Paar, das bumsen geht, die Groteske war kaum zu überbieten und der Propofolspiegel so niedrig, dass ich begriff, nichtsdestotrotz forderte mein Schwanz sein Recht.

Jetzt musste alles schnell gehen, und Tina verstand ihr Handwerk. Kaum hatte sie sich auf den Beifahrersitz fallen lassen, zog sie ihren Rock nach oben, er war aus gutem Grund elastisch, und zeigte mir ihre fleischige Möse, in dem Zusammenhang ist gleichgültig, ob ein Kelch verblüht ist und auch so aussieht, als Schlüsselreiz hält er noch her. Ich packte Tinas Haar, es knisterte, es klebte, dabei konnte ich Zuckerwatte nie ausstehen, aber eines stand fest: Mein Halbsteifer konnte in jedem Moment endgültig in sich zusammenstürzen, mit einem Ruck stieß ich Tinas Kopf in meinen Schoß.

Meine Motive und Tinas unterschieden sich in diesem Moment fundamental.

Ich wollte abspritzen, und auch wenn es in letzter Zeit nicht mehr als eine Pfütze war, würde sie in Tinas Rachen landen und, wie es sich gehört, von ihr geschluckt werden, und was da landete, und darum geht es in meinem Alter immer, war mehr als mein Saft, es war mein ganzes verkorkstes Sexlife. Tina empfand dabei wahrscheinlich nicht einmal sexuelle Erregung, sondern war auf andere Weise, aber ebenso skrupellos wie ich, von einem Wunsch getrieben, nämlich eine Affäre mit dem stellvertretenden Klinikdirektor zu beginnen, wovon sie sich zu Recht allerlei Vorteile versprach, zum Beispiel, was in ihrem Alter leicht passieren kann, nicht gekündigt zu werden.

Frauen bekommen fast immer, was sie wollen, und darum brachte ich Tina mit dem Wagen nach Hause, und darum sind wir noch heute ein Liebespaar, allerdings ohne Liebe, jedenfalls von meiner Seite aus.

Am nächsten Morgen erschien das kongolesische Elternpaar mit seinen Zwillingen, das heißt, eigentlich erschien ein Pulk von Wichtigtuern, beinahe handelte es sich um eine Prozession, die zusammengewachsenen Mädchen in der Mitte auf einer Liege wie eine Monstranz.

Leider ließ mein Büro etwas zu wünschen übrig, wenn man bedenkt, dass ich der stellvertretende Klinikdirektor war. Es lag im oberen Stockwerk eines Siebziger-Jahre-Baus, in der Architektur hat die Epoche einen Namen, er trifft den Nagel auf den Kopf: *Brutalismus*. Der Name leitet sich vom französischen *béton brut* ab, Sichtbeton, die Gebäude stehen losgelöst von ihrer Umgebung in der Gegend herum, so auch meine Klinik, wie der hingekotzte Brocken eines Riesen, überzogen von einem schleimigen Moos- und Schimmelbewuchs, was hoffnungsvoll stimmt, denn das einzig Gute, was man über die Anlage sagen kann, ist, dass sie die nächsten dreißig Jahre nicht überdauern wird, vorausgesetzt, es kommt nicht irgendein Schwachkopf auf die Idee, sie unter Denkmalschutz zu stellen, weil dort berühmte Persönlichkeiten gewirkt und auf bahnbrechende Weise Leben gerettet haben (ich zähle nicht mehr dazu, oder zumindest wird man meinen Namen unterschlagen).

Der Direktor hat das Eckzimmer, zwei Fenster, Norden und Westen, mein Büro und Untersuchungszimmer lagen daneben, Norden und Norden. Hier wächst der Schimmel durch die Wände, von wo aus er auf mich übergesprungen war und meine Haut besiedelte, ich bekam den Geruch nicht mehr aus der Nase. Aber die Stadt hatte größere Sorgen, als das Raumklima ihres Starchirurgen zu verbessern, der Flughafen wurde nicht fertig, erst danach würde ich drankommen.

Nun, das hatte sich dann auch erledigt.

Die Brutalisten haben die Frage der Entlüftung schlichtweg übersehen (der schlimmste Vertreter war Le Corbusier, ein regelrechter Wohnfaschist, glücklicherweise verirrte er sich selten in meine Stadt, Frankreich traf es härter), im Prinzip hätten sie nur in Afrika und Südamerika bauen dürfen, wo der Pilz schlechte Karten hat.

Über die Aufzüge kann man sich nicht beklagen, es sind drei, und sie sind geräumig, der mittlere für den Bettentransport, die Entourage der Zwillinge kam nahezu geschlossen im Obergeschoss an.

Der Klinikdirektor hatte angekündigt, später dazuzustoßen, wenn die Honneurs gemacht sein würden, er hasste es, seine Zeit mit Gelaber zu verschwenden, was ich nachvollziehen kann. Womit er seine Zeit lieber verbrachte, habe ich nie herausgefunden, Frauen waren es wohl nicht, Erotomanen verraten sich früher oder später durch einen Blick oder eine Geste oder eine Bemerkung, nichts dergleichen vom Direktor, am Ende war er sogar ein Homo.

Der Tross bestand hauptsächlich aus Mitarbeitern der Hilfsorganisation J., alles gute Menschen, wenn auch nicht ganz über den Verdacht erhaben, hochmütig zu sein, allen voran die Fachbereichsleiterin Kongo, eine etwas magere Mittfünfzigerin. Sie hält sich mindestens die Hälfte des

Jahres in der direkten Nähe des Äquators auf, tatsächlich liegt die eine Hälfte des Kongo auf der Nordhalbkugel und die andere auf der Südhalbkugel, was europäischer Haut nicht guttut, die Fachbereichsleiterin ist fast so getönt wie ihre Kundschaft. Sie trägt ihr Haar kurz, das Gesicht ist nicht übel, aber es ist nun einmal so, dass spätestens ab fünfzig das Bindegewebe seinen Namen nicht mehr verdient. Ihre Lippen sind schmal und können vollständig zugunsten eines schimpansenhaften Grinsens verschwinden, es besteht zur Hälfte aus Zähnen, zur anderen Hälfte aus Zahnfleisch, ich kenne sie noch als besser erhaltene Mittvierzigerin und mag sie ein- oder zweimal flachgelegt haben, vor allem aus Dankbarkeit, denn von ihren Reisen in die Demokratische Republik brachte sie mir hin und wieder ein Kind mit, das ich zusammenflickte und den Medien präsentierte, danach eskortierte sie es persönlich zurück in die Heimat. Dort verlor man es recht bald aus den Augen, und aller Wahrscheinlichkeit nach kam es schnell unter die Räder.

Aber mit einer solchen Trouvaille wie den Zwillingen hatte sie noch nie aufgewartet.

Ich möchte behaupten, Männer haben im Gegensatz zu Frauen die Fähigkeit, sich ganz und gar auf eine Sache zu konzentrieren, sogar wochen- oder monatelang, allenfalls befriedigen sie zwischendurch ihre Mindestbedürfnisse, und in diesem Moment, als das Bett mit den Zwillingen in den Untersuchungsraum geschoben wurde, verschwand alles andere am Rand meines Sehfeldes, sogar ein paar anwesende hübsche dunkelhäutige Krankenschwestern.

Obwohl von den Kindern nicht mehr als ihre Köpfe zu sehen waren, der Rest befand sich unter einer klinisch weißen Decke, rief der Anblick unmittelbar den brennenden Wunsch oder Ehrgeiz hervor, sie zu trennen, denn, und das darf man nicht vergessen, außer einem Berserker in Liebesdingen war ich zu dem Zeitpunkt noch ein glänzender Chirurg.

Das Bett wurde in der Mitte des Raumes abgestellt, und ich ergriff das Wort: »Meine Damen und Herren, besten Dank für Ihre Fürsorge, ich bitte nun alle, den Raum zu verlassen, außer der Fachbereichsleiterin Kongo, den Eltern und der zuständigen Stationsschwester, bitte folgen Sie meinem Assistenten und halten Sie sich im dafür vorgesehenen Bereich oder in der Cafeteria oder besser noch zu Hause auf, wir werden die nächsten Stunden hier oben beschäftigt sein!«

Zu diesem Zeitpunkt hatte ich einen ehrgeizigen tunesischen Assistenten, das passte gut, denn er wiederholte die Ansage auf Französisch, der offiziellen Landessprache des Kongo, und scheuchte die Leute vor sich her, es waren zwölf oder dreizehn, warum so viele, wusste kein Mensch, wahrscheinlich schaulustiges medizinisches Personal, das der Hilfsorganisation zuzuordnen war, aber auch ein paar von uns. Sie würden sich schnell zerstreuen.

Die Übriggebliebenen bat ich, sich gründlich die Hände zu waschen, man wisse ja nie, welches die nächste Seuche ist, die am Handteller klebt, ich hatte den Ausbruch der nächsten Pandemie immer vorausgesagt.

Persönlich habe ich nichts gegen Eltern wie Silvie und Luc, aber das Krisenmanagement ihres Präsidenten während der letzten Ebola-Epidemie ließ sehr zu wünschen übrig.

Bei allem Fokus kam ich nicht umhin, zu registrieren, dass ich noch immer eine gewisse Anziehungskraft auf die

Fachbereichsleiterin besaß, dessen ungeachtet hat es etwas Bedauernswertes, wenn abgelegte Frauen im mittleren Alter flirten, ich fühle mich sofort abgestoßen, mein Schwanz rollt sich zusammen und schrumpft. Er verschwindet gleichsam in meinem Inneren.

Ich zog mir Latexhandschuhe über, Größe M, und in Vorfreude auf das, was mich erwartete, erlaubte ich mir, für einige Sekunden meine Hände zu betrachten, auf sie wäre immer Verlass; manch einer behauptete, sie reichten an einen Operationsroboter heran.

Ich trat ans Bett. Gezwungenermaßen hatten die Kinder die Köpfe einander zugewandt, sie sahen sich immerzu an, und wenn sie etwas anderes interessierte als ihr Spiegelbild, verdrehten sie die Augen. Natürlich sind siamesische Zwillinge eineiig, diese beiden waren nahezu ununterscheidbar, höchstens hatte die Rechte einen geringfügig größeren Schädel, der Ursache dafür kamen wir bald auf die Spur. Dann ging ein sinnloses Rucken durch ihren kleinen gemeinsamen Körper, weil sich jede in entgegengesetzter Richtung dem Objekt ihrer Neugier zuwenden wollte, denn es waren wissbegierige kleine Mädchen von sechsundzwanzig Monaten. Ich sagte »Bonjour«, und sie antworteten »Bonjour«, noch nicht fehlerfrei, aber man konnte sie verstehen, und sie lachten. Sie hatten überhaupt keine Angst.

*

Das Schicksal hat es mir noch nicht beschieden, eine Geliebte zu finden, mit der ich Geschlechtsverkehr haben und mich kultiviert unterhalten kann, natürlich nicht gleichzeitig, sondern eins nach dem anderen. Noch hoffe ich, Intelligenz und eine Eignung als Pornodarstellerin müssten sich bei einer Frau nicht unbedingt ausschließen, leider sind sich die meisten Frauen, und erst recht diejenigen, die etwas im Kopf haben, zu schade, einem Mann diesen Traum zu erfüllen.

Im Prinzip ist Tina nicht dumm, und um meinen Schwanz bemüht sie sich redlich, nur käme niemals jemand auf den Gedanken, sie als sexy zu bezeichnen, auch ich nicht, außerdem ist sie seit unserer Begegnung an der Bar auch nicht jünger geworden.

Die Agentenfrau hat mir nachgeschenkt. Bei näherer Betrachtung sieht sie nicht schlecht aus, und es kann nur so sein, dass sie dem Agenten wegen seines Geldes die Stange hält.

Mit dem Glas in der Hand streife ich noch ein wenig durch die Räume, sie haben sich gefüllt, und nicht zum ersten Mal frage ich mich, ob ein Großteil der überirdisch schönen Frauen hier Nutten sind, morgen wird man Bilder der Party in der Zeitung sehen, der Literaturagent lässt sich seinen Ruf etwas kosten.

Neben dem Flügel steht eine Brünette, Haare kinnlang, ihr Kleid ist wirklich *mini*, nicht mehr als ein Fetzen, sie trägt Strümpfe, was es auch nicht leichter für mich macht, und sie ist allein. Sie lächelt mich an, wie keine Frau einen alten Sack anlächeln würde, ohne dafür bezahlt zu werden, aber geschätzte siebenhundert Euro für eine Stunde sind mir zu viel, und außerdem würde ich riskieren, dass sie hinter meinem Rücken ablästert, denn so viel steht fest: Ich nehme seit dem Vorfall kein Viagra mehr, zwar sind die meisten Begleiterscheinungen vorübergehend, wie zum Beispiel Kopfschmerzen oder eine verstopfte Nase oder auch ein ordentlicher Priapismus, ein Steifer für vierundzwanzig

Stunden, gegen den ich gar nichts hätte, von den Schmerzen abgesehen, aber die eine Nebenwirkung hat Viagra in sich, nämlich die Gefahr zu erblinden, vorübergehend oder unter Umständen bleibend, und das wird noch eine Rolle spielen. Ohnehin muss ich nach Hause. Das Agentendeodorant dürfte nicht mehr lange gegen meinen Eigengeruch ankommen.

Bedauerlicherweise lebe ich heute in einer Eineinhalbzimmerwohnung, die Gattin hockt mitsamt den Söhnen, meinen Teppichen und Möbeln und Kunstobjekten in unserer Villa, beste Lage, zwanzig Minuten von der Klinik entfernt, was zu meinen aktiven Zeiten eine Rolle spielte. Ich hoffe, dass sich die Kunstobjekte noch alle dort befinden, zeitgenössische Kunst, sogar ein Sigmar Polke, an ihm hänge ich mehr als an irgendeiner Frau. Mein heutiges Studio, früher hieß so etwas Dachzimmer, liegt in der fünften Etage eines vorwiegend gläsernen Baus in der Nähe des Regierungsviertels, die Räume sind winzig, mehr ist nicht bezahlbar von dem Rest, der bleibt, wenn die Bedürfnisse meiner Söhne und ihrer verschwendungssüchtigen Mutter gedeckt sind. Im selben Komplex befinden sich mehrere teure Boutiquen, ein Kaufhaus mit Delikatessabteilung und einige überschätzte Restaurants, Damenbesuch zeigt sich durchaus beeindruckt. Es gibt nur keinen, außer Tina, aber nun hoffe ich auf Coco. Natürlich ist mir bewusst, das ist eine vollkommen irrationale Regung, ich kenne nicht einmal ihren Nachnamen, und vielleicht hat sie HIV oder einen Scheidenpilz oder einen Mann.

Normalerweise betrete ich das Haus von der Haupteinkaufsstraße, es geht durch eine Halle, an den Wänden kackbrauner Marmor, hinten links der Aufzug, für die Etagen eins bis vier große Knöpfe, nur das fünfte Stockwerk, es besteht aus mehreren Studios wie meinem, ist mittels eines Schlüssels zu erreichen, das erfüllt mich jedes Mal mit Stolz. Tina hat einen Zweitschlüssel, bedauerlich, aber ich bringe es nicht übers Herz, ihn ihr wegzunehmen.

Es ist unglaublich, aber mit der Zeit gewöhnt man sich an die Defizite einer Frau, nicht unbedingt in der Öffentlichkeit, aber in der häuslichen Umgebung.

Als ich das Apartment betrete, hat Tina sich herausgeputzt, sie trägt etwas, das man früher Babydoll nannte, leider weiß ich nicht, wie es heute heißt, nicht nur mein Körper verschimmelt, sondern auch mein Wortschatz. Eine Art Hemd, das nur zur Hälfte die Möse und den Arsch bedeckt, nach unten hin etwas ausgestellt, der Stoff besteht aus transparentem Leopardenfell, natürlich ist es kein wirklicher Leopard, es ist nicht einmal Seide, sondern Polyester.

Tina sieht nicht einmal schlecht aus darin, sie hat das Licht gedimmt, und sie weiß, wie sie sich aufstellen muss, abgestützt auf einem der Designerstühle, den Arsch mir zugewandt, so dass das Babydoll nach oben rutscht und ihre Spalte freigibt.

Ein Mann hat seine Reflexe, und die funktionieren noch, mein Schwanz fühlt sich an, als müsse er gleich platzen, ich reiße mir die Hose herunter, ich trete vor, schiebe mir die Hand in den Mund und gleich darauf in Tina, mit der anderen packe ich meinen Schwanz, der nicht so steif ist, wie ich mir vorgemacht hatte, ich verfalle in ein rasendes Auf und Ab. Tina gibt die Laute von sich, die ein Mann hören möchte, und ich komme sehr schnell, zwei oder drei Tropfen landen auf dem Teppich, viel mehr war es auch nicht.

Ich trete hinter ihr zurück. Möglicherweise ist sie etwas zu kurz gekommen, aber ich bin sicher, sie besorgt es sich später noch selbst mit der Hand. Darum ging es auch gar nicht. Sie wollte mir einen schönen Empfang bereiten, und das ist anzuerkennen.

Das Wohnzimmer besteht aus einer Bücherwand (Eiche), einem Sideboard (dunkelblauer Schleiflack), einem Esstisch aus Glas und den erwähnten Designerstühlen (Eiche, dunkelblau gepolstert). Es ist immerzu schummrig, meine Augen sind empfindlich, seit dem Ereignis ist es schlimmer geworden.

Alles in allem wohne ich nicht schlecht für einen Junggesellen, aber höchstens für einen Stationsarzt am Anfang seiner Karriere, nicht für einen ehemaligen stellvertretenden Klinikdirektor, dessen Vermögen für zweierlei draufgegangen ist: die Strafverteidiger (nur die besten, und immerhin bin ich nicht im Gefängnis gelandet) und den Schadenersatz (mein Krankenhaus hatte mich nur für mittlere und nicht für grobe Fahrlässigkeit versichert, ein Lapsus, der öfter vorkommt, als man glaubt), so gesehen hatte Barbie ein gewisses Anrecht auf das Haus und den Polke (im Titel des Bildes kommt das N-Wort vor, heutzutage undenkbar).

Mir gingen eineinhalb Millionen durch die Lappen, zufällig hatte ich fast genau diesen Betrag auf der hohen Kante, ich hätte mehr sparen können, hätte die Familie nicht immer verschwenderisch gelebt. Das Haus oder die Bilder zu verkaufen, kam nicht in Frage, Barbie hätte Gift und Galle gespuckt, unvorstellbar für Madame, in eine Etagenwohnung zu ziehen.

Darum jetzt das Studio. Das kann ich von meiner Rente

bezahlen, und den Porsche konnte ich auch behalten, so gesehen mache ich doch noch ein bisschen was her.

Ein Gutes hat mein Studio: ein Atrium zwischen Wohn- und Schlafzimmer, die Seitenwände aus Glas, eine Art Aquarium unter freiem Himmel, Sonne nur im Juni und Juli, ein Terrakottatopf mit Farn. Da trinke ich jetzt meinen Morgenkaffee, Tina ist noch in der Nacht abgezogen, ihr Anblick bei Tageslicht ist mir erspart geblieben. Ich trage ein Unterhemd, lange Unterhosen, das vor drei Monaten transplantierte Haar habe ich nach hinten gekämmt, ich greife nach dem Schnurtelefon, in manchen Dingen bin ich altmodisch.
Ich rufe den Agenten an, um mich zu bedanken und mich nach dem vollständigen Namen dieser Coco zu erkundigen.

*

Mein ehrgeiziger tunesischer Chirurgieassistent hatte die Entourage der Zwillinge aus dem Untersuchungszimmer gescheucht und wahrscheinlich irgendwo mit dem lauen Klinikkaffee versorgt, er kehrte allein zurück.
Man muss wissen, ein stellvertretender Chefarzt und stell- vertretender Klinikdirektor bewegt sich äußerst ökono- misch, nie würde er Hand anlegen, wo andere es statt sei- ner können, zum Beispiel eine Kaffeemaschine bedienen, einen Brief schreiben oder einen einfachen Wundverschluss vornehmen. Das hat einerseits mit seinem Herrschafts- anspruch zu tun, andererseits mit dem Schutz seiner Hände, ein gebrochener oder arthrotischer rechter Zeigefinger, und er könnte einpacken, das Gleiche gilt für seine Augen, besonders die Netzhäute und den Sehnerv. Die Hand rührt

der stellvertretende Chefarzt höchstens für den richtigen Chefarzt oder auf Befehl seiner Gattin. Darum kam dem Assistenten die Aufgabe zu, die frisch gestärkte Krankenhausbettdecke beiseitezuziehen, es würden noch mindestens zwanzig Jahre vergehen, bis auch er keine Hand mehr rühren müsste.

Irgendjemand von der Pflege hatte den Mädchen ein Hemd übergelegt (man kann sich die Ratlosigkeit der Pflegenden ausmalen, was den Zwillingen anzuziehen sei, bevor sie mir vorgestellt werden sollten), aber sobald der Assistent die Bettdecke angehoben hatte, flog auch das Gewand zur Seite; seit die Mädchen in den Raum geschoben worden waren, hatten ihre Beine vor Freude wild ausgeschlagen, natürlich wären sie gern hin und her gelaufen und hätten Erwachsenen gegen die Schienbeine getreten oder meinen Schreibtisch befingert, wie es ihre Bestimmung ist. Sie waren voller Lebenskraft und -freude, nur eine Laune der Natur hatte sie verdammt, auf dem Rücken zu liegen, der unten einer war und sich oben in zwei spaltete. Das linke Mädchen war etwas ruhiger.

Zum damaligen Zeitpunkt hielt ich auch Vorlesungen, eine der bestbesuchten war die über siamesische Zwillinge, auch unter Studenten war das Interesse groß. Zusammengewachsene Menschen geben Anlass zu zahlreichen Überlegungen medizinischer und fantastischer Natur, beispielsweise, wie es möglich ist, dass die namensgebenden Brüder Chang und Eng Bunker aus Siam, heute Thailand, erfolgreiche Geschäftsleute und Plantagenbesitzer wurden, wohlhabend und berühmt, und 1843, nachdem sie in die USA übergesiedelt waren, die beiden Schwestern Adelaide und Sallie Yates heirateten, mit denen sie insgesamt zweiundzwanzig Kinder zeugten, bis sie 1864 im Alter von dreiundsechzig Jahren nur wenige Stunden nacheinander starben. Natürlich kann man nur über einen äußerst kurzen Zeitraum mit dem Blutkreislauf eines Toten verbunden sein, bevor die Stoffwechselprodukte des sich zersetzenden fremden Organismus den eigenen vergiften, denn Chang und Eng waren zwar nur über ein dünnes elastisches Band von Bauchgewebe miteinander verbunden, das ihnen eine relative Bewegungsfreiheit erlaubte, wie zum Beispiel unabhängig voneinander zu schlafen, zu essen und trinken und Geschlechtsverkehr zu haben, aber natürlich vermischte sich ständig ihr Blut. Leider hatte sich Chang im Laufe der Jahre zum Säufer gemausert und einen Schlaganfall erlitten, woran er zunächst zwar nicht starb, sondern noch einige Jahre von Eng gepflegt werden konnte, doch schließlich kostete Changs Alkoholismus den Brüdern das Leben.

In jedem Fall schwanken Ort und Schweregrad der Verschmelzung siamesischer Zwillinge stark, es gibt kein typisches Paar, aber oft ein Muster. Manche sind am Schädel verwachsen, genauer gesagt, am Scheitel. Sie liegen in einer Achse, was während des Geburtsvorganges eine Herausforderung darstellt, das doppelte Kind muss gedreht und an den Füßen aus dem Mutterleib gezogen werden, und wenn das erste geboren ist, zerrt der Arzt weiter in der Hoffnung, den zweiten Kopf auf die Welt zu holen. Für den Fall, dass das Nachgeborene die Ärmchen am Körper hält, kann es gelingen, andernfalls gibt es kein Vor und kein Zurück, ein guter Geburtshelfer würde in den Geburtskanal greifen und dem Kind die Arme anlegen.

Natürlich wird das alles nur nötig, wenn einer bemitleidenswerten Gebärenden siamesischer Zwillinge der Glaube an die Segnungen der Chirurgie fehlt und sie wider alle Vernunft einen Kaiserschnitt ablehnt, um stattdessen *natürlich* zu entbinden. Uns begegnet diese Einstellung bei religiösen Fanatikern wie den Zeugen Jehovas oder bei Esoterikern, dabei geht es nicht unnatürlicher, außer man hielte es für gottgegeben, dass ein Kind mit Sauerstoffschaden auf die Welt kommt, also als ausgemachter Schwachkopf, falls überhaupt lebend.

Man sieht vieles als Arzt und hört nicht auf, sich zu wundern, was alles Gott in die Schuhe geschoben werden soll.

Andere Paare sind am Brustkorb verwachsen, wiederum andere am Becken, und die Glücklichen am Gesäß, der letzte Trottel könnte sie trennen, sogar mein Vorgesetzter, der richtige Klinikdirektor.

Zu den skurrilsten Fällen gehören jene, bei denen ein Zwilling sich den anderen einverleibt hat, eine äußerste Seltenheit, bedauerlicherweise kam sie mir nie unter. Die korrekte wissenschaftliche Bezeichnung für mein Pärchen lautete dicephaler, dithorakaler Omphalo-Ischiopagus, zweiköpfiger, zweibrustiger siamesischer Zwilling, oberhalb des Brustbeins zwei Menschen, unterhalb einer, von seinen Beinen befanden sich zwei an der richtigen Stelle, wohingegen das dritte quer aus dem Leib ragte, sehr wahrscheinlich war es nicht zu gebrauchen, und ein Zwilling würde leer ausgehen. Gleichermaßen würde man die inneren Organe zuordnen müssen, die Radiologen und Neurologen und sonst wer würden in den nächsten Tagen gut zu tun haben, Ordnung in die Sache zu bringen. Weniger Zweifel gab es zunächst bei den Armen, und als ich jedem Kind die Hand geben wollte, fiel mir plötzlich ein, sie müssten Namen haben, in den mir zugesandten Papieren war immer nur die Rede von

Zwilling 1, dem rechten, und Zwilling 2, dem linken, vielleicht eine zufällige Nummerierung, oder aber der Namensgeber hatte intuitiv erfasst, dass Zwilling 1 in gewisser Weise der Glückspilz war, dem allem Anschein nach der größere Teil des Kuchens gehörte.

Ich konnte sie schlecht mit 1 und 2 ansprechen, obwohl mir das gelegen gekommen wäre, in beruflichen Dingen bin ich immer pragmatisch gewesen und habe mich nie auf Nebenschauplätzen aufgehalten, dafür hat man seinen Assistenten (eine Assistentin wäre nicht in Frage gekommen, so vorausschauend war ich), und diesmal hatte ich bei der Einstellung ein wirklich gutes Händchen bewiesen, mein tunesischer Facharztanwärter hieß Said Zarrouk oder eigentlich Dr. Said Zarrouk, er hatte seine Doktorarbeit schon seit Längerem abgeschlossen (magna cum laude) und würde es weit bringen, wenn es ihm im Gegensatz zu seinem Vorgänger gelänge, die Finger vom Propofol und Morphium und so weiter zu lassen.

Er besaß die für einen Moslem etwas irritierende Angewohnheit, eine Verbeugung anzudeuten, wenn er es mit Frauen zu tun hatte (und das hatte er in einer Klinik ständig), vielleicht wollte er dem Verdacht zuvorkommen, auf patriarchale Weise das weibliche Geschlecht zu bevormunden, jedenfalls wandte er sich an Silvie, machte seinen Buckel und erkundigte sich nach den Namen, so viel Französisch verstand ich. Silvie trat ans Bett, deutete auf den rechten Zwilling (1) und sagte »Agathe«, dann auf den linken (2) »Alma«.

Ich war erleichtert, die Namen klangen abendländisch, sie wiesen auf eine verlässliche Zugehörigkeit zum Christentum hin.

Silvies unbedeckter Kopf stützte meine These, obwohl es unbedeckt nicht ganz traf, sie trug eine rote Glatthaarperücke, im Kongo nichts Ungewöhnliches, allenfalls schien sie unerschwinglich bei einem Monatseinkommen von sechzig Dollar. Vielleicht hatte sie jemand von der Hilfsorganisation spendiert.

Die Hälfte der Bevölkerung des Kongo gehört zur römisch-katholischen Kirche und liebt Jesus Christus und den Papst auf aufrichtige Weise. Religionszugehörigkeit sollte noch eine große Rolle bei der Entscheidung spielen, die Zwillinge zeitnah zu trennen, wahrscheinlich hätten wir uns an irgendwelchen ethnischen Religionsangehörigen die Zähne ausgebissen.

Mir wurde sofort klar, dass man die Mädchen nur zu zweit würde anheben können. Ich machte eine minimale Kopfbewegung in Richtung meines Assistenten, bereits nach wenigen Wochen hatte er gelernt, wie ein Hund alle niederschwelligen Gesten seines Herrn wahrzunehmen. Er sprang mir zur Seite, Facharztanwärter springen immer, und dabei haben sie noch im Sprung eine gewisse Gelassenheit auszustrahlen, der Patient muss sich immer in Sicherheit wähnen, übertriebene Eile verbinden die meisten Kranken mit akuten Notfallsituationen, man kennt das aus dem Fernsehen: Der Patient liegt farblos im Bett, auf dem Monitor eine grüne Nulllinie, auf dem Flur eine rote, blinkende Lampe, das Geheul einer Sirene, die ganze Station kommt zusammengelaufen, viel mehr Personal, als es im realen Leben in irgendeinem Krankenhaus gibt. Man weiß auch gar nicht, wo die sich vorher alle aufgehalten haben sollen, für den Patienten kommt trotzdem jede Hilfe zu spät.

Darum war Ruhe das oberste Gebot, und jetzt stand Zarrouk neben dem Bett, er klappte das Gitter herab, schob unter jeden Kopf eine Hand, ich nahm den strampelnden Körper.

Wir streckten die Arme, hoben die Mädchen in die Höhe, um sie von allen Seiten zu betrachten, sie jauchzten, das rechte etwas lauter, nicht im Geringsten waren sie argwöhnisch, das konnte nur bedeuten, bislang hatte ihnen kein Arzt oder sonst wer im weißen Kittel erwähnenswert Leid zugefügt. Kinder sind in der Lage, Begleitumstände von Schmerzen jahrelang zu memorieren, Kinderärzte müssen dazu geboren sein, ständiges Geschrei auszuhalten, dank Propofol haben es Kinderherzchirurgen besser.

Ich hatte nicht einmal das Gebrüll meiner eigenen Kinder ertragen können, und bis sie in der Lage waren, ganze Sätze zu formulieren, übernachtete ich nicht selten im Hotel.

Auf den ersten Blick teilten sich die Mädchen einen Nabel, ein Geschlechtsteil und wahrscheinlich einen After; wenn überhaupt, lag ein zweiter, verkümmerter Darmausgang hinter dem ersten. Eine kleine Öffnung, ob durchlässig, blieb abzuwarten, falls nicht, würde dies zu einem erheblichen Maß an Komplikationen beitragen. Denn einen künstlichen Ausgang anzulegen, wo nicht einmal ein vollständiger zweiter Darm vorhanden ist (man konnte nur auf zwei Mägen hoffen), stellt eine hochkomplizierte Angelegenheit dar, wohingegen man eine fremde Gebärmutter im Erwachsenenalter relativ einfach transplantieren kann, wenn es im Sinne der Frau ist.

Mir persönlich widerstreben solche Spielereien, um sich einen Kinderwunsch zu erfüllen, aber sollte es sich bei unserer Doppelfehlbildung um zwei Menschen handeln, hätten beide Anspruch auf alle möglichen Unternehmungen, um ihnen ein selbstbestimmtes, erfülltes Leben zu ermöglichen.

Wohingegen, wenn wir einen Menschen mit zwei Köpfen vor uns haben, man sich theoretisch für einen Kopf entscheiden könnte und den anderen amputieren würde, und ebenso das dritte Bein, alles in allem ein Vorgehen, das mit sehr viel weniger Komplikationen einhergehen dürfte. Das klingt zynisch, aber wenn es hart auf hart kommt, hilft es nichts, die Angelegenheit zu beschönigen, nur war davon auszugehen, dass Silvie und Luc beide Köpfe liebten, und keinen mehr als den anderen.

Für den Moment gab es nichts weiter zu sehen, wir legten die beiden Kleinen zurück auf ihr Lager. Silvie begann sofort, ihnen das krause, schwarze Haar zu ordnen (die Mädchen trugen je zwei Zöpfe) und die Decke zurechtzuzupfen, stereotype Handlungen, wie sie Mütter, gleich welcher sozioökonomischen Herkunft, weltweit ausüben.

Ich trat ein paar Schritte zur Seite, Zarrouk hinter mir her, ich musste ihn nie dazu auffordern.

Ich sagte nicht gerade leise: »Zuerst zur Computertomografie, ich will ein exaktes Modell der Anatomie, und zwar subito.« Und zu den Kinderkardiologen: »Ich mache mir etwas Sorgen um Zwilling 2, sie ist kleiner, und wenn ich mich nicht täusche, eine Spur antriebsloser, dann Neurologie und Anästhesie, außerdem muss sich eine Psychologin um die Eltern kümmern.«

Seit einigen Jahren war es möglich, mittels eines Computertomogramms ein Modell des untersuchten Körperteils oder des ganzen Organismus herzustellen, sowohl virtuell, als auch in einem 3-D-Drucker, es liefe auf eine lebensechte Nachbildung beider Zwillinge hinaus. Sie können sich vorstellen, wie es einem Chirurgen das Leben erleichtert, das Skelett oder die Anordnung der inneren Organe des Patienten als Figur vor sich zu haben. Früher musste man sich mit Röntgenbildern zufriedengeben und die räumliche Beziehung der Strukturen *vorstellen*, was zu allerhand Irrtümern und während der Operationen zu Überraschungen führte.

Die Fachbereichsleiterin Kongo war hinter uns getreten, sie hatte Ohren wie ein Luchs, daran hatte sich nichts geändert, auch wenn sie mittlerweile einer Mumie immer ähnlicher wurde.

Wenn ich mich nicht irre, streifte ihre Hand meinen Kittel auf Höhe meines Hinterns, ich wandte mich um und sah ihr geradewegs in die Augen, von Nahem betrachtet hat sie wirklich eine sehr ledrige Haut, vornehmlich auch am Hals.

»Was ist mit der Finanzierung?«

Darauf sie: »Wenn wir damit an die Öffentlichkeit gehen, wird das Spendenaufkommen enorm sein.«

Ihre Stimme war im Laufe der Jahre tief geworden, und sie roch nach Nikotin, trotzdem überkam mich das dringende Bedürfnis, sie zu küssen, vielleicht aus Sentimentalität, denn eigentlich war sie recht talentiert gewesen unterhalb meiner Gürtellinie.

Die Stationsschwester, eine bewährte, gänzlich geschlechtslose Kraft, betätigte ihren Pager, und auch Zarrouk telefonierte bereits. Wie alle jungen Männer macht er von hinten einiges her. Sein dichtes Haar und eine starke Körperspannung signalisieren eine Bereitschaft zum Kampf im weiteren Sinne, wenn er seiner Natur nachkäme, würde er gleichsam im Vorübergehen jedes halbwegs annehmbare Weibchen bespringen und ihm seinen Samen einpflanzen oder es zumindest versuchen. In vielen Spezies haben Weibchen Strategien entwickelt, unerwünschte Befruchtungen zu vermeiden beziehungsweise einen unerwünschten Fötus abzustoßen, die menschliche Spezies hat es zur Meisterschaft gebracht. In manchen Religionen lassen sich Frauen probeweise auf Analverkehr ein, bevor sie eine lebenslange Verbindung eingehen. Ich kann dem einiges abgewinnen, aber ich hütete mich, Zarrouk nach den Sitten in seiner Heimat zu fragen, heutzutage muss man sehr vorsichtig sein, neuerdings hatte meine Klinik sogar eine Antidiskriminierungsstelle.

Nacheinander telefonierte Zarrouk Radiologie und Kardiologie ab, zwischendurch klopfte es und eine sehr frische Schwester öffnete die Tür zu meiner Ordination, sie wurde von der ganz und gar nicht frischen Stationsschwester in Empfang genommen, und ich dachte, wie grausam es ist, was die Zeit mit dem Liebreiz von Frauen macht, er wird nicht nur vernichtet, sondern verkehrt sich in sein Gegenteil, aus einer pheromonischen Anziehungskraft wird eine ebenso starke chemische Abstoßung, sie schoben die Zwillinge aus dem Raum, Silvie und Luc folgten, sie sahen glücklich aus, sie schienen überzeugt, dass ihre Mädchen in guten Händen waren.

Die Fachbereichsleiterin stand immer noch neben mir, sie heißt Monika, ein Name, den ich wirklich mag. Es sprach nichts dagegen, unser berufliches Verhältnis ein wenig aufzufrischen, ich sagte: »Einen Kaffee?«

Sie nickte, bevor ich die letzte Silbe ausgesprochen hatte. Ihr Haar ist schwarz, der graue Ansatz nicht zu übersehen, und ich fragte mich, ob sie ihr Schamhaar auch schwarz färbt oder vielleicht in einer anderen Farbe. Die Vorstellung, wie sie auf dem Badezimmerfußboden hockt und Farbe auf ihre Pussy pinselt, erregte mich stärker als gedacht.

Es verbietet sich aber der Gedanke, das möchte ich hier betonen, dass ein Mann, der in irgendeinem Moment beruflich oder politisch oder künstlerisch engagiert ist, also im übergeordneten Sinne an seinem Lebenswerk schmiedet, seinen erotischen Fantasien und Vorstellungen nennenswert erliegt. Das Gegenteil ist der Fall, denn die Geilheit, der es in vielen Situationen zu entrinnen gilt, ist Triebkraft für die komplexen Denkfunktionen des männlichen Großhirns, sagt Freud, wohingegen er den Frauen eine Denkhemmung bescheinigt; für sie gebe es nichts zu sublimieren, ganz einfach, weil ihr Trieb zu schwach sei.

Selbstverständlich hatte ich ebenfalls eine Sekretärin, genau wie der Klinikdirektor, der im Übrigen nicht aufgetaucht war. Das Sekretariat befand sich zwischen unseren Ordinationszimmern, ebenso arm an Tageslicht und reich an Schimmel, wobei Letzteres auch auf meine Sekretärin zutraf.

Sie war nicht nur unscheinbar, sondern auch ergeben, dahinter lässt sich eine Kausalität vermuten, ich bat um zwei Kaffee, obwohl der Betriebsrat verhängt hatte, dass Sekretärinnen ihren Chefs keinen Kaffee machen müssen, sie gab sich wirklich Mühe, das tat sie immer, obenauf mit einer Haube aus Milchschaum.

Monika und ich saßen über Eck, ich hatte eine kleine Sitzgruppe aufstellen lassen, die sich auch für mein Geschlechtsleben schon wiederholt als nützlich erwiesen hatte.

Sie trug eine enge schwarze Jeans und ein weites, weißes Shirt, was ihre Tittenlosigkeit betonte. Die Hand, mit der sie die Tasse hielt, war von Pigmentflecken übersät, ich hätte ihr sagen können, was kosmetisch gegen beides zu tun ist, aber ich sparte mir die Mühe, aus dem einfachen Grund: Sie war nicht meine Baustelle.

Tina hingegen war meine Baustelle, und falls es zwischen uns zum Wiederholungsfall kommen würde (sie schien die Fähigkeit zu besitzen, einem Mann eine rasche und zufriedenstellende Triebabfuhr zu verschaffen, viele Frauen sind sich dafür zu schade), wollte ich nicht ausschließen, dass ich Hand anlegen würde, eine Straffung der Schamlippen und sehr wahrscheinlich auch der Bauchdecke, eigentlich nicht mein Fachbereich, aber ich traute mir den Eingriff zu. Ihren Busen hatte ich noch nicht in Augenschein genommen.

Dass Monika eine Kennerin und Liebhaberin des Kongo ist, muss man ihr allerdings lassen, plötzlich war sie Feuer und Flamme, ihr knochiges Knie berührte mich beiläufig, während sie mir die Gesellschafts- und Finanzpolitik der Demokratischen Republik aufdröselte, die vor allem auf ein Einsacken von Spenden baue. Außerdem setze man unbeirrt und internationalen Protesten zum Trotz auf das höchst erfolgreiche Modell der Kinderarbeit. Als »human ressource« stehen Kleinkinder ab dem dritten Geburtstag quasi unbegrenzt zur Verfügung und bescheren den multinationalen Konzernen die irrsinnigsten Gewinne, woraufhin diesen Steuern aufgehalst werden können, die dann in den Taschen des illegitim an die Macht gekommenen Präsidenten und seiner Cousins landen.

Leider mangelte es mir an jenem Tag an Geduld, etwas abrupt stand ich auf und streckte die Hand aus, man würde sich sehen, der Nachschub an missgebildeten Kindern aus den Schürfgebieten der Demokratischen Republik sei ja gesichert, scherzte ich und entschuldigte mich sofort, einem Chirurgen, der schon alles gesehen habe, komme gelegentlich der Optimismus abhanden.

»Denk dran, für mich nur die Schwerstbetroffenen«, erinnerte ich Monika sicherheitshalber und versäumte es nicht, mich für die Zuweisung der Zwillinge zu bedanken. Ich wollte ihren Mund mit einem Kuss streifen, das sollte vorerst genügen, sie mir gefügig zu halten.

Zu meiner Überraschung wich sie zurück: »Ich habe jetzt einen Freund in Kinshasa«, sie lächelte, öffnete ihre aus dem Hippiezeitalter stammende Tasche und zog ein Handy heraus, sie hatte den Kerl im Ernst auf ihrem Startbildschirm. »Wir werden heiraten.« Auch ohne dass ich genau hinsah, erkannte ich, er war sehr groß und sehr schwarz und mindestens zwanzig Jahre jünger als ich.

*

Der Literaturagent am Telefon krächzt wie ein Rabe. Raben sind Singvögel, und sie denken auch, dass sie singen, wenn sie krächzen, außerdem sind es sehr intelligente Tiere mit der verblüffenden Fähigkeit, Stimmen zu imitieren und, was noch erstaunlicher ist, von einem beobachteten Phänomen auf eine versteckte Ursache zu schließen. Der Agent klingt wie ein Kolkrabe, der einen Agenten imitiert.

Wir plaudern über dies und das, ich lobe die Party und die Schönheit der anwesenden Nutten, natürlich ohne sie als solche zu bezeichnen, soll der Agent doch glauben, seine Rechnung sei aufgegangen und die Partygesellschaft ihm auf den Leim gekrochen in der Annahme, dass solche Frauen freiwillig bei ihm antanzen.

Mit solchen Frauen ist man nicht befreundet, sie sind unerreichbar, sie waren es selbst für mich in meinen besten Jahren, sie bringen nur Unglück. Ihre Schönheit demütigt in der näheren Umgebung wirklich jeden. Während den Männern vor Geilheit die Zunge heraushängt und sie davon träumen, den Schönen die Sohlen zu lecken, werden sich die mitgebrachten Frauen ihrer eigenen Unzulänglichkeit bewusst und verwandeln sich in ekelhafte Biester, ich kenne mich aus mit weiblicher Eifersucht, irgendeine in meiner Umgebung ist immer eifersüchtig.

Dem Agenten gegenüber lobe ich sogar den veganen Fraß, wie zufällig komme ich von der Ernährung auf die Gesundheit im Allgemeinen und von da auf Zahnärztinnen im Besonderen.

»Da war doch eine«, sage ich, und ich merke, der Kolkrabe hat mich durchschaut, er nennt mir ihren Namen, und auf Nachfrage Adresse und Telefonnummer, aber er klingt jetzt ungeduldig.

Eine Frage muss ich noch stellen: »Lebt sie allein?«

So richtig allein nicht, antwortet der Agent, es gebe da jemanden, aber vielleicht zähle der nicht richtig. Mittlerweile dürfte ich ihm ziemlich auf den Sack gehen, und ich bin mir nicht sicher, ob ich noch mal zu einem Empfang eingeladen werde. Die Verbindung ist unterbrochen.

Es gibt zahllose Peinlichkeiten im Leben alternder Männer, zum Beispiel Demütigungen beruflicher und privater Natur, erektile Dysfunktionen, Haarausfall oder Stammfettsucht, mir ist das alles zugestoßen.

Zuletzt wie ein Fluch die Pandemie, sie waren die Ersten und Letzten auf den Intensivstationen: ältere, bleiche, übergewichtige Männer; ihre Bilder wurden in die Wohnzimmer getragen, und weil die bedauernswerten Opfer des Virus aus Gründen der Beatmung auf dem Bauch lagen, zeigte das Fernsehen ihre Hinterseiten. Diese erinnerten stark an Schweinerücken, und gegen Ende des Beitrags blieb die Kamera an gelben, eingerollten Fußnägeln hängen. Selbst für einen Arzt sahen sie ehrlos aus.

Ich persönlich habe in den vergangenen Jahren ernsthaft nur gegen die Glatze etwas unternommen. Mein Trichologe stanzt mir alle paar Jahre einige Büschel aus dem Hinterkopf und pflanzt sie auf mein Schädeldach, wo sie nach und nach wieder ausfallen. Dann beginnt es von vorn, beneidenswert, wie manche Spezialisten es verstehen, Patienten lebenslang an sich zu ketten, allen voran die Ästhetischen Mediziner, ein bequemer Job, müsste ich mich noch einmal entscheiden, wäre ich vermutlich Schönheitschirurg für Saudis geworden, der Kuchen ist unter uns Spezialisten nach einem komplizierten Schlüssel aufgeteilt.

Vielleicht hätte ich eine Araberin geheiratet und sie mit anständigen Brüsten ausgestattet, im arabischen Kulturkreis zählen noch die Wünsche eines Mannes, und Männer haben ihre Vorlieben. Doch da ich als Straftäter nicht mehr operieren darf, muss ich nehmen, was sich bietet, das bereitet mir in Bezug auf Cocos Brüstchen etwas Sorge.

Trotz dieses Debakels wähle ich ihre Nummer, aber nicht, ohne mir vorher Mut anzutrinken, ich genehmige mir einen Whiskey. Es ist Vormittag und ich liege noch im Bett, glücklicherweise allein, Tina hat sich am frühen Morgen vom Acker gemacht; es hat Vorteile, dass sie noch berufstätig ist, die meisten Männer wachen morgens gern allein auf, furzen, stinken nach Schweiß und aus dem Mund, und sie wichsen sich gern kurz und kräftig, kurzum, es ist die beste Zeit des Tages.

Der Whiskey ist ein Macallan Jahrgang 1978, das Abschiedsgeschenk der Direktion im Namen der ganzen Abteilung (dass sich alle beteiligt haben, darf bezweifelt werden, denn, wie erwähnt, kein Einziger hat sich persönlich bei mir verabschiedet), immerhin, dreitausend Euro wird der Chef dafür hingeblättert haben.

Der Anfang einer neuen Bettgeschichte ist mir einiges wert, und etwas sagt mir, mit dieser Coco wird es ernst (das heißt, ich beabsichtige, sie mehrfach zu vögeln), vielleicht meine letzte Chance, in den vergangenen Monaten haben die Frauen mich wirklich links liegen lassen. Der Agent hat mir Cocos Festnetznummer gegeben, wer geht da heutzutage noch ran.

Sie tut es, und sie sagt ihren Vornamen, ihre Stimme ist höher, als ich sie in Erinnerung habe, ihre Mädchenhaftigkeit verleitet mich augenblicklich zu meiner Lieblingsfantasie, leider hatte ich lange keine Gelegenheit, das von mir bevorzugte Rollenspiel auszuüben, Tina eignet sich nicht im Geringsten dafür.

Ich sage meinen Namen, und im selben Moment ist mir klar, Coco hat nicht den blassesten Schimmer, wer ich bin, sie ist im Begriff aufzulegen, vielleicht wird sie hier und da von begriffsstutzigen Patienten belästigt, im Ernst, wer träumt nicht von Sex mit seiner Zahnärztin.

Ich sage: »Die Zwillinge«, und stelle mir vor, wie ihr Finger, der das Gespräch hat unterbrechen wollen, abbremst, ich sehe ihn vor mir, wie er in der Luft hängt, sein Nagel ist spitz und rotlackiert und wie dazu geschaffen, mir das Intimste von innen zu kratzen, auch wenn es manchen eine

Zumutung zu sein scheint. Ich mag die Frauen gehorsam, und eigentlich nicht nur beim Sex, sondern grundsätzlich. Was nicht bedeutet, dass ich Frauen nicht respektieren kann, fachlich zum Beispiel, es gibt zwei, drei tüchtige Oberärztinnen in den anderen Abteilungen, jedoch wäre es meinem Respekt außerordentlich zuträglich, sie hätten keine Muschi, vielleicht muss das noch erfunden werden, die muschilose Frau, es fiele mir beträchtlich leichter, sie auch im beruflichen Kontext für voll zu nehmen.

Coco: »Haben Sie ein Problem mit Ihren Zähnen?«

»Nicht mit den Zähnen.«

Es ist der Macallan, der mich zu solcherlei Profanitäten verleitet, wohingegen das Propofol meiner Geistesschärfe nicht abträglich ist, und ich nehme mir vor, dem Alkohol weitgehend abzuschwören, auch wenn dessen Verabreichung sehr viel unkomplizierter ist, als sich eine Kanüle zu legen und einen Shot zu verpassen, zudem die Injektionsstellen, sie sind für einen Experten unübersehbar (ich bin von Experten umgeben), ein Risiko, das genau kalkuliert sein will.

Coco schweigt, tatsächlich erspart sie sich die Mühe einer Erwiderung, attraktive Frauen wissen, es spielt keine Rolle, was sie sagen oder ob sie überhaupt etwas sagen, Coco könnte ebenso gut grunzen oder wiehern, wir wissen beide, ich werde gleich um ein Rendezvous betteln, und tatsächlich brechen die Worte aus mir hervor: Ich wolle wiedergutmachen, dass ich sie gestern habe stehenlassen.

Coco: Das habe sie gar nicht gemerkt.

Ich: Etwas Demütigenderes könne man von einer Frau wohl nicht zu hören bekommen.

Coco: Wie ich denn gedenke, wiedergutzumachen, was gar nicht geschehen sei?

Es ist Sonntagvormittag, und ich stelle sie mir im Negligé vor (auch ein ausgestorbener Begriff), der Stoff ist so leicht, dass ihre kleinen Nippel ihn durchstoßen, auf dem Nachttisch läge eine Peitsche, klein und schwarz und mit kurzem Griff, *darum* geht es.

Sie: Also gut. Vierzehn Uhr, eine Viertelstunde. Café Einstein, Kurfürstenstraße.

Sie hat aufgelegt.

Ich verbiete mir, meinen Schwanz zu berühren, obwohl ich inzwischen nackt bin, ich stehe auf mit meinem Halbsteifen und hole mir einen Kaffee.

Das ist der Vorteil am Junggesellenleben im Alter, man braucht sich in den eigenen vier Wänden seines Verfalls nicht zu schämen, ich trage einen Kadaver mit mir herum, Nagelpilz, der sich meinen Behandlungsversuchen widersetzt, und einen Bauch, der bei Belieben Gase bildet, den eigenen Schwanz sehe ich nur noch im Spiegel, graues Brusthaar (das Einzige, was noch im Wachstum begriffen ist), hängende Brüste. Jawohl, alte Männer haben Titten.

Ich nehme den Kaffee mit ins Bett, schalte den Fernseher ein, irgendwo läuft ein katholischer Gottesdienst, neuerdings predigen auch Frauen, diese hier hat den Status einer Seelsorgerin, eine gehorsame Dienerin des Herrn.

Sie trägt einen weißen Talar und, davon gehe ich aus, nichts darunter.

Ich masturbiere nun doch in meine Kaffeetasse.

Es ist eine höchst unökonomische Angelegenheit, sich für eine Viertelstunde mit einer schönen Frau zu verabreden (falls man Coco überhaupt als schön bezeichnen will, jedoch kann ich mir so viel Hochmut nicht leisten). Die Wahrscheinlichkeit, dass es zu sexuellen Handlungen kommt, ist äußerst gering, aber nicht null. Und falls mir Coco tatsächlich ihre Bereitschaft, es zum Äußersten kommen zu lassen, signalisieren und mich unvorbereitet antreffen würde, könnte ihr übel werden, sogar speiübel, wenn ich nicht jede Körperhöhle und -falz ausgebürstet hätte, ich will nicht einmal ausschließen, dass sie mich mitten in ihrem Ritt vollkotzen würde, man könnte ihr keinen Vorwurf machen.

Ich erhebe mich von meinem Lager, mache mich in meinem winzigen Badezimmer an die Arbeit, Nagelpflege, Ohren- und Naseausrasieren, Frisur des Scham- und Achselhaars, das ganze Ritual benötigt in etwa eine Dreiviertelstunde, außerdem hat sich inzwischen Tina gemeldet, und es ist damit zu rechnen, dass zwei, drei weitere Anrufe folgen, sie ist außer sich, ich habe ihr, Coco betreffend, reinen Wein eingeschenkt.

Wie bei jedem ihrer Wutanfälle glimmt ein Funken Hoffnung auf, sie könnte für immer abschwirren, aber sie hat es nie für mehr als drei Tage ohne mich ausgehalten; dann steht sie vor der Tür, und es ist nicht einmal ausgeschlossen, dass ich sie in den Arm nehme.

Ich stehe vor dem Spiegel, genauer gesagt handelt es sich um ein Spiegelschränkchen, das abscheulichste Möbelstück, das je erfunden wurde, es bezieht seine Existenzberechtigung nur daraus, dass es platzsparend ist. Ich trimme mir die Augenbrauen, dabei rufe ich mir meinen letzten Arschfick in Erinnerung, er liegt sieben Jahre zurück, ich kann das Datum genau benennen, es handelte sich um das außerordentlich großzügige Geschenk meiner damaligen Geliebten zu meinem runden Geburtstag, bald darauf flog ich als Hurenbock auf, und der Aufruhr führte dazu, dass meine Geliebte mich verließ. Zudem war ich beruflich sehr eingespannt, ein Starchirurg über sechzig, der täglich im OP seinen Ruf verteidigte, und die Jungärzte schliefen nicht, sie drängten nach und waren ehrgeizig, zäh und belastbar. Es war alles zu viel und es passierte immer öfter, dass mir nur meine Milch noch Kraft und Freude gab. Bald darauf schmiss Barbie mich raus.

Jedenfalls stand er mir nie wieder wie an jenem Geburtstag, nie wieder erfüllte er jene Conditio sine qua non, die für den Coitus analis unabdingbar ist, und während ich im Bade-zimmer an meiner eigenen Wiederauferstehung arbeite, löst sich mein Spiegelbild und wendet sich ab, und da weiß ich, ich sollte zum Seelenklempner oder zurück zu meiner Frau, im Ernst, vielleicht ist das gar nicht so verkehrt, vielleicht muss ein Mann von einer wie Barbie an die Leine gelegt wer-den, um zu überleben.

*

Nachdem die Zwillinge in die Radiologie gebracht worden waren, jede Klinik von Rang verfügt aus Gründen des Strah-lenschutzes in ihren Kellern über Röhren und Rechner der bildgebenden Verfahren im Wert von Abermillionen Euro, verbrachte ich einige Stunden am Schreibtisch mit dem Stu-dium der Fachliteratur zum Thema siamesische Zwillinge. Es gab einige Berichte ähnlich gelagerter Fälle, die voraus-gehende Diagnostik wurde minutiös geschildert und kritisch beleuchtet, ebenso der Verlauf der Operationen, in der Medi-zin lernt man aus den Fehlern, nicht aus den Erfolgen. Zu-gegebenermaßen wird mit dem Eingeständnis eigener Fehler etwas gegeizt, lieber kritisiert man die anderen.

Die Trennung doppelter Fehlbildungen wird von der Öffentlichkeit stark beachtet, natürlich auch von der Regenbogenpresse, je komplexer der Fall, desto mehr Interesse besteht, auf den ausführenden Chirurgen lastet erheblicher Druck. Nicht selten handeln sie wider besseres Wissen, sie gehen das Risiko ein, dass der Schaden größer sein könnte als der Nutzen, aber sie können der Versuchung nicht widerstehen. Es winkt lebenslanger Ruhm, falls der nicht selten dreißigstündige Eingriff gelingt, und falls nicht, war es eben Schicksal, man hat es versucht und sein Bestes gegeben, und ein bisschen Glanz bleibt dann doch kleben. Vielleicht hat man etwas gelernt, jedoch kann die Lernkurve nicht anders als flach verlaufen, die nächste Gelegenheit, das erworbene Können unter Beweis zu stellen, lässt auf sich warten, es mangelt schlichtweg an Nachschub, im westlichen Teil der Welt überleben pro Jahr zehn siamesische Zwillingspaare die ersten vierundzwanzig Stunden, und um diese wird sich heftig gebalgt.

Die Dunkelziffer in den Schwellenländern ist selbstverständlich höher, meist vegetieren die Betroffenen vor sich hin, bis ein früher Tod ihrem unwürdigen Dasein ein Ende setzt. In gewissen Provinzen Indiens schafft man sie sich einfach vom Hals, doch nicht für den Fall, dass sie vier Arme haben, eine gewisse Ähnlichkeit zum Elefantengott Ganesha verhilft nicht nur den Kindern, sondern der ganzen Familie zu Anerkennung und einem gesicherten Auskommen. Man staunt immer wieder über den Aberglauben in einem G20-Land, dessen Bruttosozialprodukt dasjenige von Kanada um einiges übersteigt.

Eine Trennung wird auch dann als erfolgreich beschrieben, wenn die Zwillinge schwere Schäden davontragen oder über ihr weiteres Leben nichts bekannt ist, was die Angelegenheit für den Chirurgen erleichtert. Aus den Augen, aus dem Sinn.

Alle halbe Stunde versorgte mich die Sekretärin mit Kaffee, ihr Name: Meier. Früher hätte sie Fräulein geheißen, ihre Frisur ist kurz und hat die Farbe von Erbrochenem, Sie kennen dieses helle Gelb, es tendiert ins Orange, die Natur raubt dem Haar ebenso wie der Haut am Ende der weiblichen Fruchtbarkeitsperiode den Glanz, darauf ist Verlass.

Gegen fünfzehn Uhr vermeldete Frau Meier die Ankunft meines Chefs, er betrat mein Zimmer, wie immer ein wenig verstört, ein kleiner, dürrer Mann, den ich mir in keiner Weise beim Akt ausmalen konnte.

Er heißt Ferdinand wie der größte und einflussreichste Chirurg des zwanzigsten Jahrhunderts, sonst haben sie nicht viel gemeinsam.

Ich nahm die Füße eine Sekunde zu spät vom Tisch, jedoch genoss ich eine gewisse Immunität, so dass ich sie auch hätte darauf lassen können.

Der Chef lächelte, und tatsächlich fragte er, ob man sich setzen dürfe, ich weiß nicht, ob Ihnen schon einmal aufgefallen ist, dass nur Menschen von mangelhaft ausgebildetem Selbstbewusstsein dieses *man* benutzen, als wollten sie von ihrer eigenen Existenz ablenken. Ich nickte, scheuchte ihn auf den gegenüberstehenden Besucherstuhl und begann augenblicklich zu erzählen. Er wollte nur hören, dass ich die Situation im Griff hatte, ich stand auf und legte ihm die Hand auf die Schulter, es gelang mir, ihn ebenfalls zum Aufstehen zu bewegen, und sagte gönnerhaft: »Machen Sie heute ruhig früher Schluss«, was wirklich deplatziert war, nicht einmal das merkte er, dann machte er sich auf den Weg.

Der Befund aus der Radiologie war noch immer nicht da, ich ging pinkeln und kehrte an meinen Schreibtisch zurück, gepinkelt zu haben, wenn es dringend notwendig war, ist für einen Mann fast so befreiend wie abzuspritzen, das sind die Sekunden höchster männlicher Genugtuung.

Ich las weiter.

In einer Erklärung des Johns Hopkins Hospitals gab es viel Lob für Benjamin Carson, Direktor der Abteilung für pädiatrische Neurochirurgie, er hatte sich hervorgetan, indem er in drei verschiedenen Fällen am Kopf zusammengewachsene Zwillinge trennte. Ich grub weiter und stieß auf Presseberichte, nach denen die erste Operation mit schweren Hirnschäden der Kinder geendet hatte, im zweiten Fall war ein südafrikanisches Zwillingspärchen kurz nach dem Eingriff verstorben, und ein drittes getrenntes Paar hatte sich förmlich in Luft aufgelöst.

Trotzdem betraute man Carson im Sommer 2003 mit seiner vierten Trennung von Kraniopagen, zwei am Hinterkopf verwachsene junge iranische Frauen namens Ladan und Laleh Bidschani, studierte Juristinnen, schön genug, um Aufmerksamkeit zu erregen, und von dem Wunsch besessen, jeweils eigene Wege zu gehen. Irgendwo stand, sie könnten sich nicht ausstehen. Andere Ärzteteams, unter anderem in Deutschland, hatten den Eingriff abgelehnt, ich erinnere mich gut, ich war gerade stellvertretender Klinikdirektor geworden.

Die jungen Frauen gingen das Risiko zu sterben ein, und natürlich mussten sie ihr Einverständnis erklären und ihr eigenes Todesurteil unterzeichnen, man hatte die Überlebenswahrscheinlichkeit mit fünfzig Prozent beziffert, hier dürfte der Wunsch der Chirurgen der Vater des Gedankens gewesen sein, denn vier von fünf siamesischen Zwillingen überstehen die Trennung am Kopf nicht oder tragen schwere Behinderungen davon, und dies im Kindesalter. Erwachsene zu trennen ist um ein Vielfaches schwieriger.

Ladan und Laleh flogen nach Singapur, wo Carson und seine Kollegen sie untersuchten und ein originalgetreues Modell ihrer beiden Gehirne herstellen ließen, ähnlich dem, das mir in den nächsten Stunden für meine Zwillinge auch zur Verfügung gestellt werden sollte. Wieder und wieder ging Carson die Operation durch, schließlich wagte man den Eingriff.

Die jungen Frauen verendeten noch während der Narkose, dies unter den Augen der Welt, im Zeitalter von Internet und Medienpräsenz hatten Menschen rund um den Globus die Möglichkeit genutzt, das Geschehen fast zeitgleich zu verfolgen. Ich hätte mir den Arsch aufgerissen, vor Ort dabei zu sein.

Der Nachmittag zog sich hin, ich rief nach der Meier, oder eigentlich brüllte ich, es ging schneller, als die Gegensprechanlage zu betätigen, und sie war mein Temperament gewohnt, sie nahm mir mein Geschrei in keiner Weise übel.

Ich wollte ein Sandwich und natürlich wusste sie, wie ich es mochte, Salami, Gurken, Tomaten, viel Mayonnaise, Zwiebeln sind im Dienst verboten. Wenn ein stellvertretender Klinikdirektor nach einem Sandwich verlangt, setzt sich ein Apparat in Gang, der seinesgleichen sucht. Zwölf Minuten später stand der Teller vor mir, in Barbies Abwesenheit verzichtete ich gerne auf Besteck und ein wenig auf meine

Manieren, zum Abschluss unterlief mir sogar ein kleines Aufstoßen. Die Meier hatte die Zwischentür offen gelassen, sie eilte herbei und räumte den Teller ab.

Um eine möglichst detaillierte Beschreibung der Operation zu erhalten, loggte ich mich ins Intranet des Raffles Hospitals in Singapur ein, ich hatte dort verschiedentlich Vorträge gehalten und gehörte quasi zur Familie, jedenfalls besaß ich noch den Zugang.

Schon für die Trennung des Schädelknochens hatte Carson sechs Stunden mehr gebraucht als ursprünglich veranschlagt, jedoch war das eigentliche Problem eine gemeinsame Hauptvene, die das Blut aus beiden Gehirnen ableitete, Laleh sollte die Vene behalten, Ladan sollte ein Bypass aus dem Oberschenkel eingepflanzt werden, womit sie bereits bis zum Hals in Schwierigkeiten steckte, und ich fragte mich, ob man ihr das gesagt hatte. Allein die Umwandlung des einen Gefäßes in das andere nahm dreizehn Stunden in Anspruch, es verstopfte innerhalb von Sekunden, nachdem das Blut hineingeschossen war.

Nach dreiundfünfzig Stunden hatten die Zwillinge literweise Blut verloren, Blut lässt sich nicht beliebig ersetzen, ihr Kreislauf versagte, zuerst starb Ladan, neunzig Minuten später Laleh.

Es war Viertel vor vier, ich rief der Meier zu, sie solle mir Zarrouk schicken, die Meier erschien in der Tür, sie sagte, Zarrouk assistiere bei einem Aortenaneurysma, ich sagte: »Rausholen!«

Zarrouk gehörte mir. Natürlich assistierte er auch anderen, er musste seinen Facharztkatalog voll bekommen, daher tragen junge Ärzte ein Testatheft mit sich herum. Rund fünfhundert Operationen in sechs Jahren, und hier und da bleibt nichts anderes übrig, als zu schummeln, zum Beispiel bei den Herzklappen.

Kein Patient lässt so etwas freiwillig von einem Anfänger machen, also fragt der Oberarzt nicht lange, er drückt dem Assistenten das Skalpell in die Hand, nur wenn etwas schiefgeht, steht dummerweise im Operationsbericht, dass ein Anfänger es verkackt hat, und das Geschrei ist groß.

Irgendwo unten im OP-Trakt zog Zarrouk sich jetzt um, er riss sich den Schutzkittel runter und schmiss ihn in die Tonne, fünfzehn Minuten später tauchte er mit rotem Kopf auf.

Ich sagte: »Schon gut, schon gut, Sie kriegen Ihre Unterschrift«, obwohl er es verdient gehabt hätte, auf das nächste Aneurysma zu warten, so wie er sich aufführte. Augenblicklich verbeugte er sich, er sagte: »Danke, Herr Professor, danke!«

Zur Strafe ließ ich ihn während des ganzen folgenden Gespräches stehen, was Hänschen nicht lernt, lernt Hans nimmermehr, dazu gehört auch, Rückgrat zu haben.

Dass jetzt Schluss sei mit Operieren, bis die Trennung der Zwillinge über die Bühne sei, erklärte ich ihm, ich bräuchte ihn ab sofort rund um die Uhr und ich würde mich dann schon revanchieren, sagte ich, außer dem Aneurysma fehle ihm meines Wissens noch die eine oder andere Herzklappe, er solle sich mal keine Sorgen um sein Testatheft machen.

Man konnte nur hoffen, dass Zarrouk, wenn er bald seinen Facharzttitel hätte und auf sich allein gestellt wäre, so schnell kein Patient mit Aneurysma oder Klappenersatz unterkommen würde, andererseits hat natürlich jeder junge Facharzt seine weißen Flecken auf der Landkarte.

Er schien dasselbe zu denken, er war etwas errötet. Auch N...r können rot werden, und obwohl Zarrouk als Nordafrikaner eigentlich nur ein halber N...r ist, nimmt er gelegentlich eine tiefere Tönung an. Am Rande bemerkt, ich würde das N-Wort niemals aussprechen, noch nicht einmal im Propofol-Delirium, jetzt heißt es *Person of Color*, allerdings konnte mir noch keiner erklären, was daran besser ist.

»Trinken Sie eine Cola oder irgendwas Kaltes«, sagte ich und dachte: Aber bitte nicht in meinem Büro, weiter: »Sie sehen aus, als würden Sie gleich platzen, und dann ab in die Radiologie, machen Sie denen mal Beine, ich will das CT in der nächsten Stunde auf dem Schirm.« Und fügte noch hinzu: »Bitte«, denn Zarrouk sollte auch Benimm von mir lernen.

Er bedankte sich, ging zwei, drei Schritte rückwärts, bevor er sich umdrehte; alles in allem hatte er die bessere Kinderstube als seine deutschen Kollegen.

Für die verbleibende Stunde wandte ich mich Fällen zu, die eine gewisse Ähnlichkeit mit dem von Agathe und Alma hatten, die Erfolgsaussichten waren umso höher, je weniger lebenswichtige Organe sie teilten, bestimmte Abschnitte des Verdauungssystems wären entbehrlich (zwei Mägen waren vorhanden) und ebenso wäre das meiste zu verschmerzen, was der Fortpflanzung diente, es hätte sich sogar eine Zeit ohne Niere überbrücken lassen, bis ein Transplantat aufgetrieben wäre. Alles oberhalb des Bauchnabels stand den Mädchen doppelt zur Verfügung, so weit meine erste Einschätzung, meine Primavistadiagnose. Ärzte verfügen über eine eigene Sprache, die weniger der Verständigung dient (fast alles lässt sich in der jeweiligen Landessprache ausdrücken) als der Selbstbeweihräucherung, und zu ganz erheblichen Teilen auch der Täuschung des Patienten. Fünfundzwanzig Minuten später hatte ich das CT.

*

Es bedarf einer näheren Betrachtung des Begriffes *Verwesung*, nun, da der Prozess sich beschleunigt.

Fangen wir, biologisch betrachtet, rückwärts an, also heute, und damit an demjenigen Tag, an dem mir das erste Rendezvous mit Coco noch immer bevorsteht. Der Prozess der Entfleischung ist so weit fortgeschritten, dass man sich ernsthaft um meine Weichteile sorgen muss, insbesondere um meinen Schwanz; nicht nur, dass er nicht mehr steif wird, er verkriecht sich auf beschämende Weise in meiner Bauchdecke, abends muss ich immer länger nach ihm suchen. Eines Tages wird er sich eingestülpt haben wie eine Muschi.

Der große Vorteil einer Langzeitbeziehung besteht darin, dass der schleichende Verfall des Partners nur unvollständig wahrgenommen wird, ich kann mir vorstellen, dass Tina sogar meiner Männermuschi noch etwas abgewinnen wird, ebenso wie ich unter gewissen Bedingungen ihren gebeutelten Titten und ihrer faltigen Möse (bei den Bedingungen denke ich an meine Milch).

In den ersten Tagen nach meinem unehrenhaften Abgang aus der Klinik, mein Vergehen fiel in die Kategorie *grobe Fahrlässigkeit*, stand ich auf dem Schlauch, meine Propofolquelle war versiegt, ich kippte flaschenweise teuren Rotwein in mich hinein, und damit setzte meine Verwesung ein, Fäulnis ist eine natürliche Form der Gärung.

Einige Tage später fand ich heraus, dass 50 Milliliter Propofol in der Online-Apotheke zwei Euro fünfzig kosten, ich konnte es kaum fassen (für die Materialbeschaffung in einer Klinik ist nicht der Chef zuständig), ich war gerettet, aber das änderte nichts mehr an meinem körperlichen Zustand, ich hatte begonnen zu verfaulen.

Das Gute ist, Propofol macht im Gegensatz zu Alkohol nicht körperlich abhängig, aber natürlich gewöhnt man sich an eine überaus bequeme Problemlösung.

Der Mut, die Schrecklichkeiten des Lebens auszuhalten, wie zum Beispiel Impotenz, Krebsangst oder finanziellen Ruin, war schon damals einer hässlichen, kleinen Feigheit gewichen, es gab nur ein Entkommen, und das hieß Propofol, oder zwei, wenn man Kokain mitzählt, und im weiteren Sinne den Freitod, aber so schlimm war es noch nicht gekommen, auch wenn die Endzeit schon dämmerte.

Jetzt, zwei Jahre später, scheint es um den letzten Cunnilingus meines Lebens zu gehen (ich gehe, wie schon bemerkt, nicht gern zu Nutten), und obwohl mich das ganze Gelecke eigentlich anödet, ist Zahnärztinnensex besser, als zum fünfhundertsten Mal vor Tina zu onanieren. Zur Feier des Tages trage ich ein teures weißes Maßhemd, und sogar Hut, mein Spiegelbild erinnert mich an jemanden, aber ich komme nicht darauf.

Gerade als ich aufbrechen will, ruft meine Ex-Frau an. Es ist nicht übertrieben zu sagen, dass sie früher ein heißer Feger war, jetzt ist sie immer noch etwas in der Art, aber sicher nicht mehr heiß. Ihre Stimme ist tiefer und rauer geworden, so wie meine zugegebenermaßen neuerdings etwas piepsiger wird, auf bestem Wege zum Greisendiskant, dabei war ich immer stolz auf meinen Bass.

Barbie fragt nicht, wie es mir geht, erstens kennt sie die

Antwort und zweitens interessiert es sie nicht; nicht einmal, als ich mir SARS-CoV-2 eingefangen hatte und für mein Empfinden nur knapp der Einlieferung in die eigene Klinik entkam, hielt sie es für nötig, sich zu erkundigen. Seit ich die soziale Leiter herabgestürzt und vom Arzt zum Schriftsteller geworden bin, ist für sie nichts mehr zu holen, ich bin der Dreck unter ihren Fingernägeln. Sie ruft mich nur an, wenn es sich gar nicht vermeiden lässt, meistens geht es um die Söhne, die sich im Übrigen niemals selbst melden.

Barbie stammt aus einer halbwegs angesehenen Architektenfamilie. Als wir uns kennenlernten, hatte ihr Vater gerade den Wettbewerb um den Bau eines Kunstmuseums in einer norddeutschen Großstadt gewonnen. Ein fantasieloser und hässlicher fünfstöckiger Kubus aus Kalkstein, sein größter Triumph, leider zeigten sich sehr bald Mängel an der Fassade und am Brandschutz, die Kosten uferten aus, auch der Ruhm des Schwiegervaters bröckelte.

Danach ging es langsam, aber stetig abwärts. Barbie hatte sich nie gern penetrieren lassen, auch nicht von mir, aber immerhin blies sie ihn mir einmal im Monat (und das gar nicht mal schlecht), und später noch einmal im Jahr im Austausch für freie Verfügung über mein fettes Chefarztgehalt.

Ein paar Jahre hatten sie und ihr dämlicher Clan geglaubt, auf das richtige Pferd gesetzt zu haben, bis eine meiner zahlreichen Affären aufflog, und dann das Missgeschick mit den Zwillingen.

Heute geht es um den jüngeren unserer beiden Söhne, ein noch größerer Taugenichts als der ältere, entweder hat er das Studium geschmissen oder eine Minderjährige flachgelegt oder beides, ich höre nicht richtig zu, endlich steht Barbies Mundwerk still.

Ich stelle mir vor, wie sich unsere Stimmen immer ähnlicher werden, ebenso unser Äußeres, wie unsere Geschlechtsmerkmale degenerieren und zur Hölle fahren, wie sich in nicht allzu weiter Ferne unsere Testosteronspiegel bis auf das Mikrogramm angenähert haben werden und unter dem eines Neugeborenen liegen, und hören Sie auf niemanden, der Ihnen eine Hormonersatztherapie anbietet, in den meisten Fällen eine völlig sinnlose Maßnahme, glauben Sie keinem einzigen Versprechen der pharmazeutischen Industrie, denn Sie sind einfach alt.

Barbie hat aufgelegt. Sie hat es schon immer geschafft, dass ich mich schuldig fühle, und auch diesmal klang es, als wäre ich allein oder mindestens ganz überwiegend am Elend unserer Söhne schuld. Dabei bin ich nicht einmal sicher, ob beide von mir abstammen, unähnlicher könnten Brüder nicht aussehen, der Ältere groß, sehnig, mit markanten Gesichtszügen (mein Ebenbild als Jungspund), der andere klein, untersetzt, mit breitem Schädel; wenn ich es recht bedenke, ähnelt er ein wenig Barbies damaligem Reitlehrer, ein geschniegelter Hanswurst, es ist nicht auszuschließen, dass der Fettwanst seine gelehrigste Stute besprungen und sich dann aus dem Staub gemacht hat.

Jedenfalls hat Barbie mir einen Strich durch die Rechnung gemacht, meine Stimmung ist am Boden, noch bevor ich Coco treffe, und wenn ich nicht vorher schon einen Shot gebraucht habe, um meine Selbstachtung zu behalten, dann jetzt. Propofol stimuliert das Belohnungssystem des menschlichen Hirns ähnlich wie Opiate, Amphetamine und Kokain, und ich brauche eine Belohnung.

Ich bin spät dran, aber jemand wie ich (sagen wir spaßhaft, die High-End-Version eines Chirurgen), der in seinem Leben zugegen war, wie Tausende Patienten vorübergehend ins Nirwana versetzt wurden (ihnen in gewissem Sinne der wünschenswerte Zustand vollkommener Ruhe verschafft wurde, die kurzzeitige Auflösung ihres qualvollen Seins), so jemand hat sich ruckzuck eine Kanüle gesetzt; er bevorzugt die Venen des Handrückens, denn sie sind groß und sichtbar, und nur der letzte Trottel würde hier eine *Arterie* treffen. Alternativ kommen die Unterarmmitte oder der Fuß in Frage, Letzterer wegen der Thrombosegefahr eher selten, und meine Armvenen sind in keinem guten Zustand, sie brauchen etwas Schonung, darum entscheide ich mich heute für die Vena jugularis externa, die äußere Drosselvene. Sie verläuft seitlich am Hals, und wenn sich dort ein Hämatom entwickelt, erweckt das bei Coco vielleicht das geringste Misstrauen, zum Beispiel könnte es sich um einen Knutschfleck handeln, glücklicherweise sind Zahnärzte höchstens halbe Mediziner, und meiner Erfahrung nach Zahnärztinnen ein Viertel. Die Technik ist anspruchsvoll, ich lehne das Handy gegen ein Schränkchen und lege mich davor, ich folge den Bewegungen der Kanüle am Bildschirm. Das Glück im Moment der Flutung des Organismus durch Propofol stellt sich für jeden anders dar, wird aber häufig als überwältigend beschrieben, in manchen Fällen auch im Sinne einer sexuellen Enthemmung (wenn sie ausbleibt, lässt sich rasch mit etwas Koks nachhelfen). Eine Euphorie, wie es sie in der Realität nicht gibt, und letztlich ist es sogar noch etwas Höheres: die vollständige Abwesenheit der Bedrohung meines Glücks durch die Außenwelt. Ich bin meine eigene Sonne.

Ich entferne die Kanüle und lasse es bluten, denn nichts spielt eine Rolle, mein Hemd ist prompt versaut; als ich wieder handlungsfähig bin, ziehe ich ein neues an, es ist kanarienvogelgelb, ich habe mir ein Pflaster aufgeklebt, glücklicherweise verschwindet es zur Hälfte unter dem Hemdkragen, ich greife im letzten Moment nach dem karierten Jackett und mache mich auf den Weg, in meinem Fall verhindert Propofol auch die Wahrnehmung der eigenen Lächerlichkeit.

Es ist eine belebte Einkaufsstraße sogar am Sonntagnachmittag, man sieht Typen im Unterhemd und in Hausschuhen, massenweise BH-lose Schlampen, in dieser Stadt wundert einen gar nichts.

Coco steht an einem Bistrotisch, sie trinkt Kaffee, und schon von Weitem erkenne ich, sie sieht nicht im Mindesten so gut aus wie gestern Abend, nicht einmal mein Zustand täuscht darüber hinweg, aber ihr Rock ist kurz und ihr Arsch keineswegs aus dem Leim gegangen, und es kommt wie erhofft, er wird mir so steif, wie er es nur werden kann, ich schleiche mich von hinten an und überrasche sie, ich lege ihr den Arm um die Taille.

Sie scheint die Überraschung nicht ganz so zu schätzen, wie ich es mir ausgemalt habe, möglicherweise kriecht der Tod mir schon wieder aus den Poren, ihr Blick bleibt an meinem gelben Hemd und dem karierten Jackett hängen.

Ich versuche es mit einem Lächeln, ich bin stolz auf meine Zähne, bevor ich mich mit der anderen Zahnärztin überwarf, habe ich viel Geld in die Überkronung meiner Schneidezähne gesteckt, Zahnfarbe B1. B1 ist heller als A1, Coco lächelt nun auch, und wirklich hatte ihre Kollegin mich schon gewarnt, B1 stehe niemandem über sechzig.

Es läuft nicht ganz wie erhofft, nur verunmöglicht mir mein Rausch, mich entmutigen zu lassen, ich ergreife erneut die Initiative, beuge mich vor und küsse blitzschnell ihre Wange, die Bewegung bleibt deutlich unter Cocos Reaktionszeit. Ich merke, wie das Pflaster sich am Hemdkragen verklemmt, der vordere der beiden Klebestreifen reißt ab.

»Beim Rasieren geschnitten.«

Sogar eine Zahnärztin weiß, dass die punktförmige rotbraune Kruste von allem anderen stammen kann, nur nicht von einer Klinge.

Scheinbar interessiert Coco nicht einmal mein Substanzmissbrauch, sie sieht auf die Uhr, sie ist wieder ernst.

»Eigentlich wollte ich gerade gehen.«

Noch scheint ihre Gesichtshaut einigermaßen glatt und feinporig zu sein, aber bald schon, sehr bald, werden ihre Lider und Wangen zu hängen beginnen, es werden sich Augensäcke bilden und strahlenförmig um den Mund kleine Fältchen.

Jenseits der gebärfähigen Periode.

Ich frage: »Noch einen Kaffee?«

Coco denkt nach, Frauen können denken, der Unterschied zu Männern besteht nur darin, dass sie sich leicht ablenken lassen. Sie nickt.

»Der wahre Grund, warum ich gekommen bin, ist, dass ich Sie fragen möchte, wie es ist, einen Menschen zu töten.«

Ich schnappe ein. »Für einen Chirurgen ist es banal, für den Tod eines Menschen verantwortlich zu sein. Uns sterben dauernd Leute auf dem Tisch. Die hätten fast immer länger gelebt, hätten wir sie nicht aufgeschnitten.«

»Aber im Normalfall versuchen Sie wenigstens zu helfen.«

Die Kellnerin bringt zwei Latte macchiato.

Ich sage: »Eigentlich trinken den nur Schwule.«
Keine der Frauen lacht.

»Also gut. Es hat mich fast um den Verstand gebracht.«
Coco sieht mir zum ersten Mal in die Augen.

Sie sagt: »Ich denke in letzter Zeit viel über den Tod nach. Vielleicht sollte man ihm wirklich zuvorkommen.«
Genau genommen sieht man ihr die Todessehnsucht an, man sieht sie ihnen immer an.

Sie fährt fort: »Nehmen wir an, Sie dürften sich Ihre Todesart aussuchen, welche wäre es?«
Ich hätte gern über das Leben gesprochen, besonders über das Leben unter ihrer Bluse, sie hat keine Brüste, aber sie hat Brustwarzen, und die sind klein und hart wie Centstücke.

Zweifelsohne scheint sie etwas besessen zu sein, vielleicht passen wir besser zusammen als erhofft, ich lege meine High-End-Chirurgenhände neben ihre Zahnärztinnenhände.

»Narkotika, vermute ich, also am ehesten Propofol.«
Ich stelle die Tasse ab und lecke mir die Mundwinkel, mit zunehmendem Alter bilden sich dort Kerben, darin sammelt sich der Speichel und alles Mögliche. Coco starrt in ihre Tasse.

Mein Zeigefinger berührt jetzt ihre Handkante.

»Und du?«
Zeit für das Du.

Sie runzelt die Stirn, es gelingt nicht ganz, ich erkenne Botox, wo es gespritzt wird, sie sagt: »Vielleicht springen«, und mein Schwanz beginnt, sich einzurollen.

Wider Erwarten sieht sie mich ein zweites Mal an.

»Ich muss jetzt los, aber ich möchte das Gespräch gern fortsetzen.«

Sie legt ihre Hand auf meine, die Hoffnung überfährt mich wie ein verdammter Bulldozer, ich sollte es besser wissen in meinem Alter, sie nimmt ihre Handtasche, auf der einen Seite mit rosa Strasssteinen besetzt, auf der anderen mit weißem Fell, wie kann eine erwachsene Frau so etwas tragen, überraschenderweise empfinde ich Nachsicht.

»Danke für den Kaffee, und übrigens, damit erinnern Sie mich an jemanden.« Sie zeigt auf meinen Hut, ich sehe wieder so klar, dass ich weiß, ich hätte ihn niemals aufsetzen dürfen.

»Oliver Hardy.«

Sie dreht sich um, einige Sekunden lang kann ich ihrem kleinen Arsch noch folgen, dann verschwindet er in der Menge. Ich reiße mir das Pflaster vom Hals und stopfe es in den Aschenbecher. Was sie gesagt hat, versteht nur, wer von Filmen etwas versteht, und das tue ich, Hardy ist der Fettwanst mit Hut in *Dick und Doof.*

Ich darf sie wieder anrufen.

*

Wie wir alle wissen (und am besten diejenigen, die das Pech haben, an Krebs erkrankt zu sein), begibt sich der Patient zur Anfertigung einer Computertomografie in einen Tunnel.

Er hat still zu liegen, sogar regungslos, und je regungsloser er ist, desto schöner wird das Bild, sagt man ihm. Die Bilder auf meinem Schirm waren wunderschön. Die beiden Mädchen waren mittels Propofol sediert worden, niemals hätte der Radiologieassistent dieses Knäuel dazu gebracht, für einen Moment das Ringen um den gemeinsamen Körper aufzugeben. Dass die Mädchen für das CT der fünfhundertfachen Strahlenbelastung eines herkömmlichen Röntgenbildes ausgesetzt worden waren, war im Moment das kleinere Übel, außerdem unverzichtbar und im Sinne der Wissenschaft.

Die Gammastrahlung wird mithilfe gegenüberliegender Detektoren aufgefangen, der Röntgenstrahl rückt millimeterweise voran, als zersäge er den Körper in Wurstscheiben. Anschließend berechnet der Computer aus Tausenden einzelner Schnitte ein dreidimensionales Bild des Patienten, seines Krebses oder seiner Missbildungen.

Spätestens als ich diese Scheiben betrachtete und wieder zu einem Ganzen zusammensetzte und als in meinem Kopf ein räumliches Gebilde zu wachsen begann, so wie ein Architekt den Raum imaginiert, spätestens jetzt fing ich an, die Kinder zu entmenschlichen, sie wurden zum Objekt meiner wissenschaftlichen Neugier, denn obwohl wir meinen Forscherdrang hier noch nicht zum Thema hatten, war er ausgeprägt, ohne ihn bringt man es nicht zum stellvertretenden Chefarzt und Klinikdirektor an einem weltbekannten Universitätsklinikum.

Die Mädchen wurden zum Objekt meines brennenden Ehrgeizes.

Streng genommen entschied ich in diesem Moment, sie zu trennen, ab sofort würde mich niemand mehr davon abhalten können; ich hatte gesehen, eine Trennung war möglich, wenn auch unter allergrößten Opfern, und ich meine das größte Opfer von allen. Ich würde alle Einwände und Hindernisse aus dem Weg räumen, kämen sie seitens der Ethiker, der Theologen oder der Juristen, und der Eltern sowieso.

Mir war nach einem Glas Champagner, aber so dumm bin

ich nie gewesen, mich beim Trinken erwischen zu lassen, ich begnügte mich mit einer Zigarette vor dem geöffneten Fenster (ich rauchte sozusagen nie, nur wenn wirklich nichts anderes zur Verfügung stand).

Von meinem Schreibtisch kam die Stimme der Meier glücklicherweise nur aus der Gegensprechanlage. Der Radiologe sei am Apparat, ob sie durchstellen solle.

Ich warf die Zigarette aus dem Fenster, bis sie unten ankäme, wäre sie erloschen, das hatte Zarrouk einmal für mich überprüft.

Es war der Chef der Radiologie, er hieß Mike, und weil Mike ein richtiger Chefarzt war, aber jünger als ich, konnte man die hierarchischen Verhältnisse nicht anders als unklar bezeichnen. Es war davon auszugehen, dass wir uns insgeheim beide für überlegen hielten, er aufgrund seiner Jugend und Überlegenheit in technischen Dingen und sehr wahrscheinlich auch die sexuelle Performance betreffend, ich, weil mein Ruf international weiter reichte und auf mein Konto rein quantitativ, in proportionaler Beziehung zum Alter, mehr Krankenschwestern gingen als auf seins, in letzter Zeit leider nicht mehr die Allerfrischesten. In Sachen Ego gaben wir uns nichts, es bedarf grundsätzlich eines gewaltigen Narzissmus, um an einer Universitätsklinik zu bestehen, der Hauptgrund dafür, dass sogar sehr qualifizierte Frauen irgendwann auf der Strecke bleiben.

Wenn ein Chef anruft, stellt er sich nicht vor, er sagt nicht: »Hier ist soundso« oder: »Hier ist der Chef«, es versteht sich von selbst. Aus den oben genannten Gründen verzichten wir beide darauf, unsere Namen zu nennen.

Er sagte: »Ihre Zwillinge.«

Es erfüllte mich mit Genugtuung, dass es bereits *meine*

Zwillinge geworden waren, denn das würde später einmal, wenn die Kunde von meiner ruhmreichen Operation in der Fachpresse und wahrscheinlich auch in den Boulevardmedien um die Welt ginge, eine wesentliche und auch geldwerte Rolle spielen.

Mike sagte: »Sehen Sie sich die 3-D-Darstellung an. Haben Sie's?«

Er wartete meine Antwort nicht ab und fuhr fort im Tempo eines Manikers, der er sehr wahrscheinlich auch war: »Ich fasse mal zusammen. Wir haben Brustkorb, Bauchraum und Becken drauf. Beide Kinder haben ein intravenöses Kontrastmittel erhalten.«

Das einzig Gute an Radiologen ist, dass sie Klartext sprechen. Am anderen Ende der Skala stehen die Psychiater, weshalb ich mich fast nie mit ihnen unterhalte, außer ich brauche selbst einen.

Er sagte: »Wir haben knöcherne Anatomie, Herz, Gefäße und alle inneren Organe.«

Ich muss zugeben, mein Blutdruck stieg, denn was gleich käme, würde über Gedeih und Verderb entscheiden, ich wechselte mit dem Hörer ans linke Ohr, nahm meinen goldenen Füllfederhalter (Geschenk eines Medizingeräteherstellers aus der Schweiz, die wissen sich noch zu bedanken) und klopfte rhythmisch auf die kalbslederne Schreibunterlage.

Der Radiologe: »Fangen wir mit dem Skelett an. Zwilling 1, die Stärkere, hat ein anatomisch vollständiges Becken. Es ist vorn aufgespreizt und darin befindet sich das Becken von Zwilling 2, der Schwächeren. Zu dem Zweck ist die Schambeinfuge von 1 durchbrochen, das ließe sich aber rekonstruieren, alle Strukturen vorhanden, meine ich.«

Ich versuchte, ihm am Bildschirm zu folgen, wechselte zwischen den Bildern, sein geschultes Hirn ließ mich etwas zurückfallen.

»Moment, Moment.«

Er interessierte sich nicht im Mindesten für meine Defizite.

»Grob gesagt haben sie eine gemeinsame Leber, je Kind eine missgebildete und eine dominante Niere mit eigenem Harnleiter, diese münden in eine gemeinsame Blase.«

Keine gute Nachricht, aber beherrschbar. Letztendlich kommt es in solchen Fällen fast nur auf das Herz an.

»Dünndarm und Dickdarm teilen sie sich überwiegend.«

Ich zuckte die Schultern, das lernt ein Arzt mit der Zeit: Wesentliches von Unwesentlichem zu unterscheiden.

»Aber jetzt. Halten Sie sich fest: Die Arteria mesenterica superior von Zwilling 1 ist fast so dick wie ihre Bauchaorta.«

»Und?«

»Und verwachsen mit der Bauchaorta von Zwilling 2.«

Ich hatte die Darstellung gefunden. Jedes Kind hatte eine Hauptschlagader, und ungewöhnlicherweise waren beide durch ein weiteres starkes Blutgefäß verbunden, ursprünglich hatte es Zwilling 1 gehört und sollte ihre oberen Eingeweide mit sauerstoffreichem Blut versorgen, aber nun war es zu einer Art Brücke zwischen den Kindern geworden, ich würde den Befund der Kinderkardiologen nicht abwarten müssen: Das Blut floss von Zwilling 1, der Stärkeren, zu Zwilling 2, oder, anders gesagt, das Herz von Zwilling 1 schlug für beide.

Ich sagte: »Scheiße.«

Und der Radiologe: »Genau.«

Dann legte er auf.

Diesmal stand ich nicht auf, um mir die Zigarette anzuzünden. Die Meier war nach Hause gegangen, und ich konnte es nicht anders sagen, als dass mich jedesmal, wenn sie ihren fetten Arsch aus dem Büro schaukelte, Erleichterung überfiel, das galt erst recht in diesem schicksalhaften Moment.

Die Frage war jetzt, ob das Herz von Zwilling 2 in der Lage sein würde, seine Sache auch ohne die Unterstützung von 1 zu machen.

Gerade als ich Zarrouk anrufen wollte, denn er sollte den Kinderkardiologen Beine machen, klingelte das Telefon, irgendwie hatte Mike meine Direktwahl herausgefunden.

»Das stereolytische Modell und die Virtual Reality haben wir spätestens morgen.«

Ein Knall, die Leitung war tot.

In ein paar Stunden würde ich die exakte Nachbildung der Zwillinge aus Kunstharz erhalten, ihr Double aus dem 3-D-Drucker, außerdem eine interaktive Darstellung der räumlichen Verhältnisse ihrer Anatomie via 3-D-Brille, beides würde meinem Vorstellungsvermögen mächtig auf die Sprünge helfen, ich würde am Modell operieren und virtuell, bis ich jeden Schnitt im Schlaf beherrschen würde. Und in allen anderen Abteilungen, Anästhesie, Radiologie, Neurologie, Kardiologie, Kinder-, Herz- und Viszeralchirurgie würden gleichzeitig dreißig Kollegen üben, in mehreren Durchgängen würden wir miteinander die Trennung proben, jeden noch so kleinen Schritt, wir würden den Ablauf der Operation in Echtzeit einüben, das einzig Dumme war, wir hätten gern Monate dafür, und das hatten wir nicht.

*

Erst auf dem Nachhauseweg, es sind nur wenige Minuten, mein Apartment ist ein Loch, aber in der richtigen Gegend, dämmert mir, was eben geschehen ist. Statt bei meinem Anblick in den Fickmodus zu schalten, möchte eine junge Frau, wenn auch nicht mehr richtig jung, mit mir über den Tod reden.

Mit jedem Schritt nimmt meine Gekränktheit zu, es ist mehr als Gekränktheit: Es ist Vernichtungsschmerz, die denkbar qualvollste Empfindung neben der Todesangst, wir kennen beide aus der Medizin, Vernichtungsschmerz tritt auf in Begleitung von Herzinfarkten, dem Platzen der Hauptschlagader oder von Knochenkrebs im Endstadium. Ich leide an seelischem Vernichtungsschmerz.

Zu Hause, falls man es so bezeichnen möchte, lege ich mich in voller Kluft einschließlich des lächerlichen Jacketts aufs Bett, ein riesiges Bett, denn als ich bei Barbie rausflog, erwarb ich ahnungslos und im Überschwang ein übergroßes Doppelbett, es füllt fast das ganze Schlafzimmer aus, ahnungslos und im Überschwang deshalb, weil mir in dem Moment, da ich die Fesseln der Ehe abgeworfen hatte, Orgien vorschwebten, die es dann nie gab, es sei denn, man zählt Tinas Orgasmen dazu, allerdings erinnert ihr Quieken eher an ein sterbendes Ferkel, kurz bevor das arme Tier in den Spanferkelhimmel fährt.

Es gab nur einen Weg aus dem Elend, und ich erwähnte bereits, dass ich sporadisch die Hilfe eines psychiatrischen Kollegen in Anspruch genommen habe. Ich möchte, entgegen dem zuvor Behaupteten, dies jedem Homo sexualis empfehlen, denn, seien wir ehrlich, die mit der Ausübung von Sexualität verknüpften Selbstzweifel und Krämpfe sind ohne Hilfe von außen kaum zu bewältigen. Sigmund Freud ist mein Retter, sein Vorschlag für den vorliegenden Fall würde Sublimierung lauten, nichts anderes als bei sexueller Frustration den Trieb in die schöpferische oder intellektuelle Produktion zu verlagern, die Triebenergie bleibt erhalten, und so wird Größeres und Bleibendes daraus. Im Endeffekt haben das Individuum und die Gesellschaft mehr davon als von einem Beischlaf, im besten Fall versöhnt man sich sogar mit der Zurückweisung oder dem eigenen Versagen (auch darum schreibe ich ein Buch).

Eros und Thanatos liegen gar nicht so weit auseinander, Coco hat ja recht, ich bin der Spezialist fürs Sterben, und dass ich auch einer für Sex bin, werde ich ihr in einem zweiten Schritt klarmachen.

Ich habe aufgehört zu zählen, wie viele Patienten unter meinen Händen gestorben sind, aber es sind zig, natürlich nicht wirklich durch meine Schuld, also aufgrund eines Fehlers, schlimmstenfalls waren es ein Prozent oder zwei, manchmal wagt man etwas, unter Umständen eine Gnade für den Patienten, der Abgang unter Propofol ist entschieden seliger als ein paar Wochen später in einem Mehrbettzimmer an Krebs zu krepieren.

Ich ziehe mich nun doch aus, sogar vollständig, und betrachte meinen rasierten Pimmel. Wann er violett geworden ist, weiß ich gar nicht so genau, es war ein gnädiger, schleichender Farbwechsel, so wie auch äußere weibliche Geschlechtsteile von Tag zu Tag graubrauner werden, irgendwann sieht man richtig hin und bemerkt, man ist bei lebendigem Leib zu Gemüse geworden.

Ich kraule mir ein wenig den Sack, das habe ich schon immer gemocht, leider sind nur wenige Frauen dazu bereit. Coco hat mich gefragt, wie ich mir meinen eigenen Abgang vorstelle, sollte er von eigener Hand erfolgen, zynischerweise besitze ich auf dem Gebiet tatsächlich Expertise, eine beträchtliche Anzahl Lebensmüder landet auf dem OP-Tisch. Manche armen Seelen bringen es nicht einmal fertig, sich umzubringen, oder sie haben es nur darauf angelegt, mit ihrer Tat Aufmerksamkeit zu erregen.

Die meisten von ihnen sind männlich, dafür, dass Männer gleichzeitig sensibel und mutig sind, zahlen sie einen hohen Preis, bis ab einem Alter von etwa fünfzig nichts mehr von beidem übrig ist.

Die Hälfte versucht, sich zu erhängen, was keine gute Idee ist. Mit dem, was von ihnen übrig bleibt, habe ich als Chirurg nicht viel zu tun. Sie wählen eine kurze Fallhöhe, von einem Balken oder Stuhl, das Seil drückt auf ihre Luftröhre und auf die Halsschlagader, sie versorgt das Gehirn mit Blut, in manchen Fällen verliert der Betroffene innerhalb von Sekunden das Bewusstsein, aber wenn er (selten sie) in der Aufregung die Schlinge falsch umgelegt hat, und woher soll man das alles wissen, kann der Kampf gegen das Ersticken recht lange dauern. Am Ende schafft es keiner, stillzuhalten, wie es der Sache zuträglich wäre, fast immer kommt der Überlebenstrieb ins Spiel, der Sterbende windet sich am Seil und scheint für Außenstehende geradezu zu tanzen. So tritt dummerweise der Tod erst nach Minuten ein, äußerst schmerzhaften Minuten, aber manchmal sind sie ein Segen, denn nicht wenige Selbstmörder werden aufgefunden und können noch vom Seil geschnitten werden, irgendein bedauernswerter Lebensretter belebt sie wieder, gelegentlich noch nach fünfzehn Minuten. Bedauernswert ist der Lebensretter deshalb, weil man den Anblick so schnell nicht wieder vergisst.

Dagegen machen mir Sprünge aus größerer Höhe richtig viel Arbeit, unter den Betreffenden leider auch Kinder. Bei unter zehn Metern oder über fünfundzwanzig trifft man fast immer mit dem Kopf auf, in der Regel wird der Tod noch am Fundort festgestellt, und es geht direkt in die Gerichtsmedizin. Wenn aber jemand auf den Füßen landet, bricht er sich Beine, Becken und Wirbelsäule, und oft reißen innere Organe ab, da komme ich ins Spiel.

Ich bekomme Durst, stehe auf und sehe meine Weichteile der Schwerkraft folgen. In diesem Moment beschließe ich, es Coco im Dunkeln zu besorgen, wo, wird noch zu klären sein. Sollte ich sie mit zu mir nehmen, bedürfte es einer sorgfältigen, vorherigen Kontrolle insbesondere von Schlafzimmer und Bad, überall lässt Tina ihren Kram liegen, riesige BHs (Körbchengröße E), Nagellackfläschchen, Modeschmuck (kostspielige Geschenke kann ich mir nicht mehr leisten), ein regelrecht abstoßendes Sammelsurium, ich werde es in eine Kiste packen und ihr das Zeug vor die Tür stellen. Mit einem Glas Milch kehre ich zum Bett zurück, aus naheliegenden Gründen brauche ich Eiweiß.

Auf Platz drei der beliebtesten Methoden befinden sich die Arzneimittelvergiftungen. Sie haben den Vorteil, unblutig und geräuschlos zu sein, meines Erachtens der kultivierteste Weg, auch für die Angehörigen, sie können, ohne rot zu werden, sagen, der Betreffende sei *eingeschlafen*, und auch wenn Propofol nicht zur Verfügung steht, kann sich jeder Laie den richtigen Cocktail mixen, ein paar Gramm eines bekannten Malariamittels in Kombination mit einem starken Beruhigungsmittel führen in jedem Fall innerhalb einiger Stunden zum Tod. Beide Präparate sind leicht zu beschaffen, man kann sie problemlos im Internet bestellen, jedes für sich genommen wäre bereits fatal, jedoch ist der Mix ausnehmend verträglich und macht das Sterben ausgesprochen angenehm.

Tatsächlich gibt es auch Trottel, die sich mit Feuerwerkskörpern beschießen oder in der Dampfsauna einsperren, aber das sind weniger als ein Promille, die Freaks unter den Selbstmördern.

Ich stelle das leere Milchglas auf meinen Nachttisch, er hat eine Schublade, den Inhalt kenne ich auswendig, Taschentücher fürs Wichsen, drei Kondome, eine Tube Gleitgel, und, was ich wesentlich häufiger benötige, eine Schachtel Schlaftabletten und Ohrstöpsel, falls Tina einmal hier übernachtet.

Obenauf die Fernbedienung.

Ich nehme das Handy, ich gehe auf Wahlwiederholung, in den letzten zwölf Stunden habe ich ganz genau eine Nummer gewählt, es antwortet Cocos Mailbox.

Ich verzichte darauf, meinen Namen zu nennen, ich sage: »Zufällig ist die Thanatologie mein Steckenpferd, die meisten Philosophen sind sich einig, dass sowohl Leben als auch Tod zu begrüßen ist. Kurz gesagt, sie beschäftigen sich die ganze Zeit mit nichts anderem, als Tipps zu geben, wie beides auszuhalten ist, mit dem Leben mag das noch funktionieren, aber wer begrüßt schon den Tod.« Das, ohne Luft zu holen. Und natürlich habe ich einen solchen Satz vorher geübt. Ich füge hinzu: »Es wäre mir ein Vergnügen, dir das näher zu erläutern, ich könnte auch noch heute.«

Habe ich das eben wirklich gesagt, *ich könnte auch noch heute*, ich drücke auf Trennen, stelle das Handy auf maximale Lautstärke und lege es auf das zweite Kissen, Tinas Kissen, es riecht nach dem, was der Kopf älterer Frauen über Nacht absondert.

In den nächsten Stunden wandert das bisschen, was von der Sonne in meinem Apartment ankommt, um mein Bett, ich trinke Kaffee und Burgunder aus einem bauchigen Glas, lese über den Tod, ich schreibe vier Seiten am Roman, es fehlt nicht mehr viel, drei Titel stehen zur Auswahl. *Der Chirurg, Propofol, Das Versagen.* Über das Ende bin ich mir noch nicht im Klaren.

Für die etwa dreihundert Wörter einer Seite braucht ein mittelmäßiger Schriftsteller wie ich ein, zwei Stunden, heute bin ich schneller, ich schreibe über Sex, und das fällt mir leicht. Ich bediene mich bei meinen eigenen Bettgeschichten, manche schmücke ich auch aus, denn im Geschlechtsleben eines Mannes gibt es viele Wiederholungen.

Es erstaunt nicht weiter, dass das stundenlange Nachsinnen über Anbahnung und Vollzug von Schweinereien anregend ist. Die Versuchung, mir im Internet einige Pornos reinzuziehen, nimmt zu, und je öfter ich die Wörter Möse, Muschi oder Schwanz tippe, desto schlechter stehen die Chancen, den Kampf gegen mein Fleisch zu gewinnen. Zu meiner Unruhe trägt der Umstand bei, dass Coco bis zum frühen Abend noch immer nicht zurückgerufen hat. Was jedoch nichts an meinem Entschluss ändert, sie zu vögeln, denn wenn ein Mann sich erst einmal in die Idee verstiegen hat, lässt sich wie bei einer chemischen Reaktion der Prozess nicht mehr umkehren. Die Dinge nehmen ihren Lauf.

*

Der finale Analfick im Leben eines Mannes ist einer genaueren Beschreibung wert, natürlich weiß derjenige nicht um diese unheilvolle und trostlose Perspektive, darum mein Rat: Gehen Sie an jeden Coitus analis heran, als sei es

Ihr letzter. Selbst wenn Sie noch jung sind, kann alles Mögliche dazwischenkommen, Sie kriegen einen Herzinfarkt, Prostatakrebs oder finden einfach keine mehr, die Sie in ihren Arsch lässt, Letzteres ist am Wahrscheinlichsten.

Auch hier könnten sich unsere Frauen eine Scheibe von den Schwestern anderer Religionszugehörigkeiten abschneiden. Der Analverkehr hat meines Wissens einen hohen Stellenwert in morgenländischen Kulturkreisen; zwar fordert zum Beispiel der Prophet nicht direkt dazu auf, trotzdem lässt er im Ernstfall Milde walten. Eigentlich sei Analverkehr mit der Ehefrau gegen die Natur des Menschen und so weiter, aber er bewirke keine Scheidung, solange die beiden Eheleute damit aufhören und sich Allah reumütig zuwenden würden. Natürlich kann es auch nach Allahs Vergebung passieren, dass ein guter Muslim sich wieder einmal im Loch irrt.

Andere Religionen gehen noch weiter, Quellen berichten von indigenen Kulturen im Gebiet des heutigen Peru, wo nur anal verkehrt wurde, die Vagina diente ausschließlich dem Zeugungsvorgang, wir sprechen von hochentwickelten Stämmen, sie züchteten Meerschweinchen und Lamas und brauten im großen Stil Bier.

Es war mein sechzigster Geburtstag, das war schlimm genug, eine weitere Schwierigkeit bestand darin, dass ich den Tag zwischen der Familie und meiner Geliebten aufteilen musste, ohne die eine oder andere vor den Kopf zu stoßen. Ich hatte entschieden, nachmittags abzuschleichen, Freya, so hieß meine damalige Geliebte, hatte mir ein einzigartiges Geschenk versprochen, es übertraf dasjenige meiner Gattin bei Weitem (eine Erstausgabe der »Infantilen Cerebralparese« von Sigmund Freud, sicher nicht unter fünfhundert Euro zu haben und gut gemeint, aber wen interessiert das spastische Kind, oder anders gesagt: Meine Frau hat die tiefere Ursache meines Interesses an Sigmund Freuds Tiefenpsychologie nie erkannt, nämlich meine eigene Sexualneurose).

Noch hielt sich mein Konsum im Rahmen, gelegentlich eine Valium, wenn mir alles zu viel wurde, oder ein Schlafmittel, und mal einen großzügig dosierten Betablocker gegen das Zittern der Hände. Das Propofol betreffend, konnte Barbie mir nichts vorwerfen, so selten kam es vor.

Schon beim nachmittäglichen Kaffee und Kuchen saß ich wie auf Kohlen. Ohnehin war ich überflüssig, meine Söhne trugen Kopfhörer, und zwar nicht diese kleinen Dinger im Ohr, sondern riesige teure Geräte von Bose, die, außer ihnen die Ohren vollzudröhnen, die Umgebungsgeräusche auslöschten, zum Beispiel die Stimmen ihrer Eltern.

Zu dem Zeitpunkt hatten Barbie und ich das Interesse aneinander schon vollkommen verloren, wir schliefen seit einiger Zeit getrennt, und dass ich Barbie nackt gesehen hatte, lag zu meiner Erleichterung Jahre zurück, ihre Haut hatte begonnen, sich zu zersetzen wie ein schmelzender Käse, kurz gesagt, der Anblick des jeweils anderen war uns regelrecht widerwärtig geworden. Das Einzige, was Barbie noch hielt, war die unlimitierte Verfügung über mein Bankkonto, die Apanage ihres Vaters war längst weggebrochen, und scheinbar hatte sie sich bis zu dem Zeitpunkt der lächerlichen Hoffnung hingegeben, ich wäre treu, man glaubt es kaum (ich bin sicher, sie war treu).

Aber eins muss man ihr lassen. Wie für Frauen aus besserem Hause üblich, ist sie eine begnadete Köchin und Kuchenbäckerin, am Nachmittag meines runden Geburtstags hockten wir vor einer Marzipantorte, obenauf eine hellblaue 60 aus Zucker.

Barbie hatte sich wirklich Mühe gegeben.

Ich hatte den perfekt gerundeten Hintern meiner Geliebten schon den ganzen Tag vor Augen, umso mehr setzte mir der Anblick von Barbies Flacharsch zu, ihr Rücken ging in gerader Linie in die Oberschenkel über. Am schlimmsten war es, wenn sie Hosen trug, vermutlich wusste sie das gar nicht, und es rutschte mir einfach raus, als sie vom Kaffeetisch aufstand und Richtung Küche ging, um Nachschub zu holen. Wie viele Frauen jenseits des gebärfähigen Alters hatte sie mehr oder weniger aufgehört, Kalorien zu zählen.

»Wir sind in die Jahre gekommen, meine Liebe«, sagte ich.

Wir wahrten am Familientisch noch weitgehend den Schein und nannten uns *Schatz* und *Hase* und *meine Liebe*.

Barbie drehte sich um und sah mich fassungslos an, dabei hatte ich nur etwas Schönes über die Ehe sagen wollen, also gewissermaßen meinen Dank bezeugen. Ich beeilte mich hinzuzufügen: »In einem Garten voller junger Knospen ist mir die späte Blüte noch immer die liebste.«

Aber es war zu spät, sie setzte ihren Marsch in die Küche fort und kehrte nicht mehr zurück, sogar unsere Söhne bemerkten, dass etwas nicht stimmte und sich die Atmosphäre verdüstert hatte, sie setzten ihre Kopfhörer ab.

Ich sagte: »Wallungen«, und sie setzten die Kopfhörer wieder auf.

Einer der Vorteile am Arztdasein ist, dass jederzeit eine Ausrede zur Hand ist und man dabei sogar noch als Gutmensch dasteht. Nachdem ich noch eine Weile einsam auf der Marzipantorte herumgekaut hatte (die *60* ließ ich übrig), sah ich auf mein Handy und rief erstaunt: »Verflixt, lassen die einen denn nie in Ruhe!«, und der Jüngere meiner Söhne sagte: »Kein Mensch sagt mehr *verflixt*.«

Ich stand auf und sagte: »Ihr helft eurer Mutter«, und der Ältere, er ist der Hübschere und Klügere, sagte: »... der ausgeblühten Rose.« Er hob die Brauen, also bekamen sie doch mehr mit, als ich gedacht hatte.

Bevor ich die Eingangstür zuschlug, rief ich: »Bis nachher, ich mache, so schnell ich kann!« Das war nicht einmal gelogen.

Als verheirateter Mann, dem es nicht an finanziellen Mitteln mangelt, hast du mehrere Alternativen, ein Fickstübli zu unterhalten, allen voran natürlich ein komfortables Hotelzimmer oder möbliertes Apartment als Mietobjekt, besser noch die eigene Immobilie, Letzteres ist wirtschaftlicher, denn der Bedarf wird immer bestehen, womöglich jahrzehntelang, bis dass der Tod euch scheide. In meiner Not habe ich es auch schon im Büro getan und einmal im OP (mit einer Anästhesieschwester), aus Gründen der Sterilität grob fahrlässig, es hätte mich schon damals den Job kosten können. Des Weiteren kommt die Anschaffung eines Wohnmobils in Frage oder eines Segelschiffs, es kann als schwimmender Puff im Hafen vertäut bleiben (ich segele nicht).

Mit zunehmendem Alter hatte sich das Hotel als bequemste Alternative herausgestellt, in der eigenen Wohnung muss man putzen, die Betten beziehen und den Kühlschrank befüllen, nicht jede meiner Geliebten war bereit gewesen, diese kleinen Dienstleistungen zu erbringen.

In der Hauptstadt gibt es über zwanzig Fünf-Sterne-Hotels, ich wechselte zwischen ihnen ab, was den Vorteil hatte, dass die Diskretion mehr oder weniger gewahrt blieb. An meinem sechzigsten Geburtstag hatte ich mich für ein traditionsreiches Etablissement im Zentrum entschieden, im Lobbybereich wimmelte es von Nutten.

Ich legte Wert darauf, dass meine jeweilige Gespielin vor mir eintraf, um sich herzurichten, wie es mir behagte, ich besaß konkrete Vorstellungen, wie sie mich zu empfangen hatte. Finanziell konnte ich es mir früher leisten, anspruchsvoll oder aus Ihrer Sicht vielleicht sogar pervers zu sein, jeder ist käuflich, erst recht jede, oder anders gesagt, jede hat ihren Preis, vielleicht mal abgesehen von Emanzen, unter denen sah ich mich gar nicht erst um.

Die Regieanweisung lautete für gewöhnlich (kleine Variationen waren möglich): ein dunkles Zimmer, auf dem Boden die Schlampe im Doggy Style, den Arsch der Eingangstür zugewandt, vollständig nackt bis auf rote oder schwarze Stilettos, Absätze nicht unter zehn Zentimetern, sie hat den Mund zu halten, allenfalls darf sie einige bedürftige Laute von sich geben, einer läufigen Hündin nicht unähnlich.

Diese hier hieß Freya, ein großes, schönes Tier, die Hüften eine Spur zu breit, andererseits ließ sie sich gut packen, und als ich den Raum betrat, war er tatsächlich abgedunkelt, in den ersten Minuten sah ich gar nichts, ich tastete mich langsam voran.

Dazu muss man wissen, dass in der nordischen Mythologie Freya die Enkelin eines Riesen ist, und überhaupt die bekannteste Göttin, zuständig für Liebe und Ehe, aber in Wirklichkeit eine Befürworterin der Promiskuität. Sie trägt einen herrlichen Halsschmuck, und ich hoffte, dass auch meine Freya ihr Halsband aus Hirschleder trug, es verfügte über eine kleine Öse, daran ließ sich alles Mögliche befestigen. In der Sage haben vier Zwerge den Halsschmuck gefertigt,

Freya revanchiert sich in vier aufeinanderfolgenden Nächten bei jeweils einem von ihnen, was Odin, den Göttervater, sehr erzürnt.

Aber mir gefiel die Vorstellung, wie meine Freya von vier Kerlen nacheinander genommen wird, und ich hatte sie ihr schon nahegebracht, doch auch die Beteuerung, dass ich anwesend sein würde, hatte sie von meinem Plan nicht überzeugt.

Wie soll ich sagen: An diesem Geburtstag konnte ich mich nicht beklagen, alles lief wie am Schnürchen, nachdem ich die Kleidung von mir geworfen hatte. Die kniende Freya sang mir ein Ständchen, während ihr Odin Gungnir, seinen berüchtigten Speer, der nie sein Ziel verfehlt und immer wieder zu seinem Herrn zurückkehrt, zwischen die Arschbacken schleuderte.

Es war, wie gesagt, mein letztes Mal, jedenfalls auf diese Weise.

*

Nachdem mir Tina zum ersten Mal einen geblasen und nachdem ich die Zwillinge kennengelernt hatte, schlief ich eine Nacht lang schlecht, denn natürlich machte ich mir Gedanken.

Zum einen würde Tina beim nächsten Zusammentreffen einen veritablen Geschlechtsverkehr erwarten, und ich hatte ihn seit geraumer Zeit nicht mehr richtig hochgekriegt.

Entscheidender war aber noch, dass auch ich es nötig hatte, und zwar Sex von der harten Sorte, ich bin überzeugt, ein Mann ist das Produkt seines Sexlebens, läuft da was, läuft alles andere, und in den kommenden Tagen und Wochen musste ich wirklich liefern.

Zum anderen erwartete ich am nächsten Morgen den kardiologischen Befund der Zwillinge, ich war fast sicher, dass damit das Todesurteil für eines der Mädchen oder sogar für beide gesprochen würde.

Gegen drei Uhr morgens nahm ich noch zwei Schlaftabletten. Ich besaß ein ganzes Arsenal, die Halbwertszeit der verschiedenen Präparate unterschied sich erheblich, manche wirkten die ganze Nacht, manche nur drei Stunden. Es empfahl sich nicht, die verschiedenen Präparate durcheinanderzubringen, außer man wollte um sechs Uhr morgens als Zombie zur Arbeit geistern.

Eines haben alle Hypnotika gemeinsam: Sie beschädigen die Libido (noch mehr als ohnehin schon), weshalb ich sie bis heute möglichst sparsam verwende, aber damals waren einige Stunden Schlaf unabdingbar.

Die Meier hatte morgens schon eine Tasse schwarzen Kaffee auf meinen Schreibtisch gestellt, das konnte nur heißen, es würde mir allerhand bevorstehen. Und tatsächlich klebte in der Mitte des Tisches ein gelber Post-it: Priv.-Doz. Schweingruber zurückrufen, allein das genügte, einem den Tag zu ruinieren, anders gesagt, schlimmer hätte es morgens um sieben nicht kommen können.

Ein Privatdozent ist ein halber Professor, oder in diesem Fall eine halbe Professorin. Niemand besitzt mehr Ehrgeiz als eine Privatdozentin, sie weiß, sie muss doppelt so gut sein wie ein Mann, um den letzten Schritt in den Olymp zu machen, das Gleiche gilt für Schwarze Menschen (Großschreibung laut Antidiskriminierungsstelle) und Menschen mit Behinderung (Gleichstellungsstelle), meines Erachtens eine gerechte Sache, da auf die Weise die Angehörigen von Randgruppen jedenfalls einige der Nachteile wettmachen können, die ihre Anstellung für die ganze Belegschaft mit sich bringt.

Schweingruber war eine Priv.-Doz. für Kinderkardiologie, und weil sie um Rückruf bat und nicht ihr Chef, würde ich es in den nächsten Wochen mit ihr zu tun haben. Ich musste zugeben, das war fachlich gesehen nicht unbedingt ein Nachteil.

Ich leerte die Tasse, und Meiers amphetaminisches Gebräu erlaubte es mir, zum Hörer zu greifen.

Schweingruber meldete sich sofort, ihre Stimme war scharf, ein paar Mal fährt man als niedliche junge Dozentin gegen die Wand, dann begreift man, woher der Wind weht, man beginnt, seine primären und sekundären Geschlechts-merkmale zu verstecken, für gewöhnlich unter viel zu gro-ßen Kitteln, man trägt das Haar möglichst kurz (ungefähr genauso schlimm sind Pferdeschwänze) und beginnt, nicht nur zu bellen wie eine Hyäne, sondern sich auch so zu benehmen.

Schweingruber gratulierte mir, ich hätte da ja einen Fund gemacht.

Ich entgegnete: »Die Lorbeeren wollen noch verdient werden, jetzt geht es erst einmal um Nobilität, nämlich ein kluger, mitfühlender Mensch und Arzt zu sein.«

»Ja, ja, Herr Kollege.« Es war anzunehmen, dass sie mich verspottete, und eine kleine Angst kroch mir den Rücken hoch, Angst vor einer Frau oder Angst vor jeder Frau oder nennen wir sie gleich beim Namen, den Sigmund Freud ihr gegeben hat: Kastrationsangst.

Schweingruber lachte auch wie eine Hyäne. »Also, wir sind noch lange nicht fertig, das 24-Stunden-EKG läuft erst, eine Menge Befunde fehlen noch, aber Ihr Assistent hat ja nicht lockergelassen.« Ich hörte ihre Nägel über die Tastatur flitzen, schöne starke Nägel, diese Frau war jung und ausgeschlafen.

»Zwilling 2 kam hier schon blau an, haben Sie ja gesehen. Bei Zwilling 1, der Stärkeren, beträgt die Sauerstoffsättigung am rechten Arm und Bein um die 97 Prozent in Ruhe. Können Sie mir folgen, Rohr?«

Ich schwieg, alles in allem hatte sie wirklich einen Schuss vor den Bug verdient, noch saß ich am längeren Hebel.

Sie fuhr fort: »Sauerstoffsättigung bei 2, der Kleineren und Schwächeren, so um die 70 Prozent. Aber jetzt kommt's: Ihre Sättigung steigt, wenn die andere lebhaft wird.«

»Ist mir bekannt. Als wenn die Schwächere eine Bluttransfusion von der Stärkeren erhält.«

»Exakt. Mal mehr, mal weniger. Die Kleine muss sich ihren Sauerstoff gut einteilen. Darum ist sie auch so ruhig.«

Ich kannte Schweingruber seit Jahren, in einem Universitätsklinikum hat man dauernd miteinander zu tun, sie hatte kurzes, glattes, sehr schwarzes Haar und einen blassen Teint, wahrscheinlich kam sie nie an die frische Luft, man sagte, sie schlafe nie mehr als vier Stunden.

»Der Herzfehler von 2 ist beträchtlich. Gemeinsamer Vorhof für beide Kammern, die rechte unterentwickelt, so gut wie keine Herzscheidewand. Eigentlich ein halbes Herz. Ihre Bauchaorta im Querschnitt ein Fünftel derjenigen von 1.«

Ich ließ sie reden, und für einige Minuten vergaß ich, dass sie eine Frau war.

»Das Blut der Kleinen fließt nach jedem Herzschlag zurück in die Kammern, und auch in den Hauptschlagadern geht es rückwärts.«

»Bedeutet noch weniger Sauerstoff.«

Ich schnippte mit den Fingern nach einem weiteren Kaffee, im Nebenzimmer rückte Meiers Stuhl.

Schweingruber schlürfte (sie trank grundsätzlich Tee, damit sie sich mit Anfang sechzig in einem besseren Zustand befinden würde als die männlichen Kollegen, wie man hörte): »Ich fasse mal zusammen, anschließend meine Einschätzung.«

Die Meier kam mit einem Tablett, sie stellte die Tasse vor mir ab, daneben ein kleiner, sehr wahrscheinlich selbst gebackener Keks.

Sie ging zurück, einen Moment später klappte ihre Tür zum Flur.

»Wenn möglich, Rohr, unterbrechen Sie mich nicht.«

Schweingruber hatte wirklich Ellenbogen. Ich würde ihren Elan ohne eine Zigarette nicht viel länger ertragen.

»Die Kleinere, Nummer 2, kann ihren Kreislauf ohne die Schwester nicht aufrechterhalten. In ihrem Herzmuskel herrscht permanenter Sauerstoffmangel. Ihren eigenen Lungenkreislauf kann man sozusagen vergessen. Und noch etwas ist bemerkenswert.«

Schweingrubers Kehlkopf machte ein klickendes Geräusch.

»Das dritte Bein hat eine Sauerstoffsättigung von neunzig Prozent.«

Ich schwieg, und sie sagte: »Wissen Sie, was das bedeutet?«

Ich zog das Telefon nah an meine Lippen.

»Darf ich denn wieder reden?«

»Machen Sie sich nicht lächerlich, Rohr.«

»Das dritte Bein gehört ebenfalls dem stärkeren Zwilling. Sie hat drei Beine und die Kleine keins.«

»Exakt. Sie sind ein schlaues Kerlchen.«

Das ging zu weit, und ich fragte: »Bitte *wie*?«

Sie sagte: »Sorry, also: Zwilling 2 hat eine permanente Lungenentzündung, Rekonstruktion des Lungenkreislaufs ausgeschlossen. Außerdem wäre der Versuch, Nummer 2 zu operieren, sowieso zu gefährlich. Wenn da was schiefgeht, und es *wird* schiefgehen, verstirbt die Große gleich mit.«

»Wie ist die Prognose für die Kleine? Wie lange bleibt sie noch am Leben?«

»Tage. Wochen, höchstens. Sie wird an ihrer insuffizienten Lunge sterben, an den permanenten Entzündungen, nicht mal an ihrem Herzfehler.«

»Auch in dem Fall reißt sie die Große mit in den Tod.«

Ich dachte an Chang und Eng Bunker aus Siam, stellte das Gerät auf Lautsprecher und beugte mich zur untersten Schublade, wo ich die Zigaretten vor der Meier versteckte.

Schweingruber tippte, es hieß, sie protokolliere jedes Gespräch.

Das Feuerzeug schnappte, Schweingruber sagte: »Mensch, hören Sie auf mit dem Gift!«

Ich inhalierte und blies den Rauch ins Telefon.

Sie weiter: »Wenn wir zuwarten, sind beide in kürzester Zeit tot. Wenn wir möglichst bald trennen, stirbt 2 und 1 überlebt.«

»Aber wenn wir sie jetzt trennen, hätten wir Nummer 2 vor ihrer Zeit getötet. Wir töten ein Kind, um ein anderes zu retten.«

»Exakt.«

Jemand musste sich um die Eltern kümmern. An ihrem kleinen, engen Horizont zeichnete sich ein Hurrikan ab, mindestens der Kategorie 4, eine Flutwelle von Stress würde sie überrollen, und der Frontallappen ihrer Großhirnrinde als derjenige Teil ihres Gehirns, der einen Menschen sich für den schwierigeren Weg entscheiden lassen kann, wenn es der bessere ist, und der außerdem dafür sorgt, Emotionen und Impulse zu regulieren, dieser Frontallappen würde versagen, weil die Einsicht in die Unabdingbarkeit des willentlich herbeigeführten Todes eines ihrer beiden Kinder unweigerlich fehlen musste.

Ich rief nach Zarrouk, und tatsächlich erschien er innerhalb von zehn Minuten in der Tür, anscheinend hatte er das Operieren wie vereinbart aufgegeben.

Er setzte sich am Schreibtisch mir gegenüber, ich hatte dafür gesorgt, dass die Beine des Besucherstuhls ein wenig kürzer waren, das Klinikum verfügt über eine Tischlerei, ständig sind irgendwelche Anpassungen nötig, insbesondere seit immer mehr Südländer und Frauen beschäftigt werden und sogar Minderwüchsige, dies im Rahmen der Anstellung einer gesetzlich vorgeschriebenen Mindestzahl von Schwerbehinderten.

Zarrouk sah mich von unten an, manchmal fragte ich mich, inwieweit er mich durchschaute.

Er berichtete, er habe die Eltern der Zwillinge besucht, es gehe ganz gut mit der Konversation auf Französisch (gut, dass Zarrouk die Honneurs übernommen hatte), sie seien in einem Wohnheim in Kliniknähe untergebracht, und wenn möglich, hielten sie sich im Krankenzimmer ihrer Töchter auf, aber natürlich würden die jetzt von einer Abteilung zur anderen gereicht.

Wir wussten beide, dass die Eltern ihre Kinder schon an eine Maschinerie verloren hatten und bis zur Operation nur noch sporadisch sehen würden. Sie wurden abgetastet, in Röhren geschoben und auf Zeichen von Intelligenz oder deren Abwesenheit untersucht sowie auf emotionale Abhängigkeiten, auf ihre Motorik, Verdauung und ihren Herzschlag, und falls es für Luc und Silvie die letzten Tage mit einem der Mädchen oder beiden sein sollten, würden sie nicht viel davon haben.

Zarrouk redete weiter und gestikulierte, auch seine Körpersprache betreffend war er noch nicht vollständig assimiliert. Silvie und Luc hätten ein Zimmer von zwanzig Quadratmetern mit eigenem Bad und Kochplatte, das sei ein Palast verglichen mit den Hütten der Creuseure im Südkongo, dort werde noch am offenen Feuer gekocht und geschlafen, weshalb es nicht selten bei Kindern schreckliche Verbrennungen gebe.

So gut es ging, hatte Zarrouk es sich bequem gemacht. Es sei eine ungewohnte Situation für die beiden, sie schliefen schlecht. In Katanga spiele es keine Rolle, ob es Tag oder Nacht sei, vierzig oder manchmal auch siebzig Meter unter der Erde in einer Röhre, und die seien nicht mal einen Meter hoch, so dass man nur kriechen könne, man schliefe dann eben, wenn Zeit dafür sei.

Und dann habe Luc zum ersten Mal gelacht, erzählte Zarrouk, wenn Silvie oder er an guten Tagen einen halben Dollar mehr verdient hätten, gehe er vor dem Schlafen auch gern noch in die Bar, die jemand mitten im Lager aufgebaut habe, aber da sei er von Silvie unterbrochen worden, die habe *Arrête donc!* gerufen, hör bloß auf!, jedenfalls schienen beide sehr gern und viel zu reden.

Das mit dem Reden galt auch für Zarrouk, er plapperte weiter, offenbar hätten sich die Creuseure im Slum ganz gut eingerichtet, es gebe einen kleinen Handel mit Zigaretten und Schnaps, und auch für Unterhaltung sei gesorgt, wahrscheinlich sogar für Prostituierte, aber das habe Luc nicht explizit gesagt, ich sagte: »Zur Sache, Zarrouk.«

Er machte sich klein auf seinem Stuhl. Besser als in ihrer Hütte gehe es Luc und Silvie also leider nicht in ihrem Apartment, trotz Dusche und Kochplatte, sie vermissten ihre Arbeit und natürlich auch ihre kleinen Mädchen.

Er fügte hinzu: »Herr Professor, wenn ich mir eine Bemerkung erlauben darf.«

Man merkte, er hatte viel Zeit, jetzt, da er nicht mehr operierte, ich wurde nun wirklich ungeduldig, mir lag ein Sprichwort auf den Lippen, aber es enthielt das N-Wort, dazu ist festzustellen, dass die Political Correctness eine ganze Reihe an und für sich treffender Redewendungen hat verschwinden lassen.

»Eventuell wäre es von Vorteil, wenn Sie den Eltern noch einmal die Ehre erweisen, bevor Sie ihre Töchter operieren, Herr Professor. Es sind einfache Leute, und sie sind sehr verunsichert, wirklich außerordentlich verunsichert.«

Zarrouk hatte recht, aber ein frecher Lümmel war er auch, und ich sagte: »Was Sie nicht sagen, Zarrouk«, damit scheuchte ich ihn hinaus.

Es war kurz nach zehn, und ich dachte an diesem Vormittag zum ersten Mal an Tina. Das heißt, ich dachte vor allem an ihre kleine Pflaume, oder besser an ihre kleine, *reife* Pflaume, denn ich war am Abend zuvor nicht umhingekommen zu bemerken, auch wenn ich nicht ganz bei Sinnen war, dass auch bei Tina der unumkehrbare Prozess der Gärung eingesetzt hatte und ihr eine kleine Note von Fäulnis beigebracht hatte, noch war sie genießbar, aber es war höchste Zeit.

Kurz nach zehn, ich musste den Anästhesiechef anrufen,

er hieß Martin. Ich hatte den Plan, ihn mit zu Silvie und Luc zu nehmen, Gelegenheit, zwei Fliegen mit einer Klappe zu schlagen, erstens müsste ich die unerfreulichen Nachrichten nicht allein überbringen, denn ich wusste, Martin sprach perfektes Französisch, und zweitens gab der Besuch mir Gelegenheit, in groben Zügen schon einmal die Narkose zu besprechen, sie würde beinahe der größere Brocken als die Chirurgie sein.

Bevor ich also die Unmöglichkeit besprechen würde, zwei Menschen gleichzeitig zu narkotisieren, die einen Kreislauf teilten, aber gänzlich verschiedene Voraussetzungen besaßen, eine Allgemeinanästhesie zu überleben (aufgrund ihres geringeren Körpervolumens hätte theoretisch die kleinere Zwillingsschwester eine schwächere Dosis des Narkosemittels gebraucht als die große), bevor wir also diesen gordischen Knoten zu lösen versuchen würden, wählte ich Tinas Nummer, ohne dass ich wusste, warum ich es gerade mit ihr treiben wollte. Vielleicht wusste ich schon, wir saßen im selben Boot, das hatte etwas Tröstliches, außerdem war natürlich mein Stern am Sinken, denn dummerweise spricht es sich unter dem weiblichen Personal schnell herum, wenn einer ihn nicht mehr hochkriegt. Ich hatte begonnen, meine Ansprüche zu senken.

Tina nahm meinen Anruf nicht entgegen, und ich kam auf die Idee, sie in ihrem Büro zu überraschen, ich konnte mir ungefähr vorstellen, wo sie hockte, jedenfalls auf einer der ganz unteren Etagen.

*

Das Internet lässt für einen Mann keinerlei Wünsche übrig. Er findet Porno, Gewalt und Sport, wobei alles ineinanderfließt, viele Männer sehen sich Frauenfußball oder Frauen-leichtathletik nur wegen der Ärsche der Athletinnen an, und auch beim Thema Gewalt sind oft Frauen im Spiel, etwas, das meiner sexuellen Präferenz entgegenkommt, leider wollen sich nur wenige Frauen beim Beischlaf maßregeln lassen, meistens nur die Tätowierten und Bildungsfernen.

Ich bevorzuge japanische Pornos, dort wird weniger zimperlich zur Sache gegangen, leider muss man recht lange nach ihnen suchen, auf YouPorn zum Beispiel wimmelt es von Osteuropäerinnen, sie sind blond, oder sie versuchen, es zu sein, und heraus kommen die Farbe und Struktur von Stroh im August, als Abturner nur übertroffen von Intimpiercings (so konservativ bin ich).

Das schwarze Haar japanischer Darstellerinnen (manchmal bekommt man eine Chinesin oder Koreanerin untergeschoben) glänzt wie gelackt, der Gipfel der Vornehmheit, sie sind perfekt epiliert (naturbelassen kommt ebenfalls vor). Mit anderen Worten, auch die Intimfrisur haben sie amerikanischen und europäischen Pornosternchen voraus, in der Großaufnahme, der einleuchtenderweise bevorzugten Einstellung, gleicht die westliche Muschi nicht selten einem Stoppelfeld.

Ich sitze nackt im Schneidersitz, mein Schwanz schlängelt sich zwischen meinen Oberschenkeln, die Schwellkörper beginnen gerade, ihre Schleusen zu öffnen, vor mir der aufgeklappte Laptop.

Der japanische Porno, den ich finde, beginnt vielversprechend. Eine hübsche kleine (um die 1,60) Mittzwanzigerin mit mandelförmigen Augen, sie muss gerade ihr Studium abgeschlossen und den ersten Job angetreten haben, nähert sich einer Art Werkstatt oder Fabrik, das Gebäude lässt schon von außen nichts Gutes ahnen. Das Mädchen trägt ein Kostüm, bei genauerer Betrachtung ist es vielleicht noch nicht einmal zwanzig, möglicherweise ist der Rock eine Spur enger und kürzer, als der Anstand einem Mitglied der arbeitenden Bevölkerung erlaubt, und vielleicht trägt eine berufstätige Frau nicht notwendigerweise rote Stilettos, aber auch der Porno ist im weiteren Sinne eine Kunstform, vorausgesetzt, es wird nicht ausschließlich repetitiv gebumst im Sinne eines stupiden Rein-Raus (was in gewissen Momenten auch seinen Reiz und seine Berechtigung haben kann, zum Beispiel, wenn man als Mann einfach nur abspritzen will). Der Porno als Kunstform ist unbegrenzt in seinen Möglichkeiten, Pornos mit Dramaturgie sind mir die liebsten, und tatsächlich nimmt auf dem düsteren Fabrikgelände eine Tragödie ihren Lauf, das ist vorherzusehen.

Die Kleine zieht ein Mikrofon aus ihrer schwarzen Umhängetasche, offenkundig ist sie Journalistin, sie blickt etwas unsicher um sich und scheint den Eingang zu suchen, schließlich entscheidet sie sich für ein schweres Eisentor, gegen das sie mit ihren zarten Japanerinnenknöchelchen klopft. Es öffnet sich augenblicklich, sie tritt einen Schritt zurück, vor ihr steht ein grobschlächtiger Typ in angeschmuddeltem Blaumann, im Hintergrund Schläge von Hämmern und das Kreischen einer Säge, mein Schwanz richtet sich zuverlässig auf.

Sigmund Freud und ich sind uns einig, dass die abgründigsten Fantasien eines gesunden Mannes im geschlechtsaktiven Alter nicht unterdrückt werden dürfen, und sie haben in der Regel nichts mit dem zu tun, was man sich für den Alltag wünscht, aber es kommt vor.

Der Vierschrötige hat das Mädchen hereingebeten, wir folgen ihrem winzigen, perfekt gerundeten Arsch und seinem massigen Körper, idealerweise ist die Figur des japanischen Pornodarstellers die eines Sumoringers, kurz darauf befinden wir uns in einer Werkshalle. Hier warten sechs bis sieben weitere Blaumänner, sie mustern die Journalistin, scheinbar glaubt die noch immer an einen guten Ausgang ihrer Reportage, jedenfalls wertet sie es als gutes Zeichen, dass die Männer sie umringen.

Das Gute an japanischen Pornos ist auch, dass die Drehbuchautoren es verstehen, eine allmähliche Spannung aufzubauen, sie lassen sich Zeit, der Zuschauer bekommt die Fotze der Hauptdarstellerin, hier ist der Begriff wirklich angebracht, frühestens nach der Hälfte der Vorstellung zu sehen, da hat er schon längst einen Ständer, sein Mund ist trocken geworden.

Bis dahin hat der Vorarbeiter die Kleine von hinten überwältigt, ihr einen Knebel in den Mund geschoben und ihn mit Klebeband befestigt, überhaupt werden die Frauen in japanischen Pornos gern geknebelt, so dass sie nur noch lustvoll stöhnen können, und auch in diesem Fall besteht nicht der geringste Zweifel, dass die Grobheiten der Kerle das Mädchen rasiermesserscharf machen, jedenfalls ist ihr die Fotze in der ersten Nahaufnahme schon übergelaufen, obschon sie vorgibt, sich zu wehren.

Die Männer sind Arbeitsteilung gewohnt, einer zerreißt ihr die Seidenstrümpfe (ihr Mikrofon hat sie gleich zu Anfang verloren), der andere den String, der dritte schraubt an ihren Nippeln, und kurz darauf ficken und spritzen alle gleichzeitig, und weil sie noch nicht genug haben, entfernt sich hier und da einer und kehrt mit seinem Werkzeug zurück, zum Beispiel einem Industriestaubsauger. Eine Hebebühne gibt es auch, auf der die schon vollkommen Entkräftete in die Höhe gehievt wird, so dass sich die Sache noch einfacher gestaltet, und auch für den Zuschauer ist diese Perspektive von Vorteil.

Plötzlich klingelt es zur Mittagspause, sofort halten die Männer inne und lassen die Hebebühne herab, sie binden das Mädchen los und verabschieden es mit einer Verbeugung. Sie verbeugt sich ebenfalls, einer hebt das Mikrofon auf und reicht es ihr. Mit Ölflecken auf dem Arsch tritt sie den Rückweg an.

Auch ich habe mächtig in mein Bettzeug gespritzt, aber was mir zusätzlich Freude bereitet hat, ist der politische Anspruch des Beitrags: der Sieg der Arbeiterschaft über die sogenannte Intelligenzija (wenngleich ich den Impetus nicht teile).

Dann ziehe ich mich an, diesmal nur Jeans, verwaschenes Kurzarmhemd, Trainingsjacke, und mache mich auf den Weg zu Coco, die Adresse lässt vermuten, dass sie nicht schlecht verdient, dagegen habe ich nichts einzuwenden.

Wenn ich mich noch einmal binde, dann an eine, die ihren Kaffee selbst bezahlt.

*

Der Chefarzt für Anästhesiologie war unter den Kollegen mein einziger Freund, er hatte sich hochgeschlafen, das gibt es auch bei Männern, er hatte früher zwei, drei Oberärztinnen und eine Chefin vor der Nase gehabt (die gibt es auch). Eigentlich war er überhaupt mein einziger Freund.

Ich musste zugeben, er sah besser aus als ich, Typ Belmondo, wie er so über das Krankenhausgelände schlenderte, während ich, um bei den französischen Schauspielern zu bleiben, eher Ähnlichkeit mit Depardieu hatte, aber vielleicht kennt die auch kein Mensch mehr.

Abgesehen vom Äußeren hatten wir einige Gemeinsamkeiten, zum Beispiel das Scheitern am Modell Ehe und letztendlich auch am Modell Geliebte, im Gegensatz zu mir verschaffte sich Martin daraufhin erfolgreich Erleichterung durch Besuche bei einer rumänischen Prostituierten, und zwar immer derselben.

Diese beschrieb er mir auf dem Weg zu Silvie und Luc, angeblich hieß sie Lola, Martin nannte sie Lolita, und so alt war sie auch ungefähr.

Lolita erfüllte Martin alle Wünsche, er musste sie nicht einmal äußern, die ersten Minuten ihres Wiedersehens liefen nach dem immer gleichen Muster ab, sagte Martin, Lolita lege die Arme um ihn, alles an ihr sei schlank und straff, und flüstere ihm ins Ohr: »Heute hätte ich Lust, dass du mir den Arsch abfüllst mit deinem Saft.« Oder: »Heute hätte ich Lust, dass du mir deine Ladung aufs Gesicht spritzt.« Ansonsten würden ihre Deutschkenntnisse auf niedrigem Niveau stagnieren, sagte Martin, und man frage sich in diesem Zusammenhang, woher sie die Wörter kannte, die einen Mann auf Touren bringen, wahrscheinlich gibt es eine Art Grundkurs im Dirty Talk für osteuropäische Nutten, und ich ergänzte, eigentlich sei es auch ein kleines Repertoire, das genüge, wenn die richtigen Worte eingesetzt würden, Fotze, Schwanz, Nutte, Arsch, fick mich, spritz jetzt, das würde mir eigentlich reichen. Martin stimmte zu, und da waren wir auch schon am Wohnheim angelangt.

Ich sagte: »Augen zu und durch«, und Martin: »Ich habe wieder mal die Arschkarte.«

Silvie und Luc saßen trübsinnig auf dem unteren Stock ihres Etagenbetts, keine Spur mehr von ihrer anfänglichen, durchaus auch freudigen Erregung, vielleicht hatte ihnen jemand gesteckt, dass sie in der Scheiße saßen, bestimmt der idiotische Zarrouk, andererseits musste man ihm dankbar sein, den unangenehmeren Teil des auch heute noch inoffiziellen Aufklärungsgesprächs schon vorweggenommen zu haben.

Silvie hatte ihre rote Perücke abgenommen, sie baumelte an der einzigen Stehlampe, ihr echtes Haar war kurz und teilweise schon grau, es soll Menschen geben, da geht es über Nacht, aber das ist ein Märchen, außer man erlitte einen plötzlichen, durch die körpereigene Abwehr verursachten Haarausfall, in dem Fall gehen nur die pigmentierten Haare aus und die grauen bleiben übrig, aber das ist wirklich selten.

Silvie war einfach vorgealtert wie viele Menschen auf der untersten Stufe der sozialen Leiter, also eigentlich fast alle Kongolesen, abgesehen von den Schwanzlutschern der politischen und militärischen Oberschicht, die Devisen landen samt und sonders bei ihnen. Es gibt sogar Golfclubs, wenn man auf der richtigen Seite steht, lebt es sich gar nicht so schlecht in der DRC.

Immerhin stand Luc auf und schob einen Sessel in die Mitte des Zimmers, darauf dürfte es mangels Eignung des Etagenbettes im Laufe der Jahre kräftig getrieben worden sein, schließlich handelte es sich um ein Schwesternheim, daneben stellte er einen zerschrammten Schreibtischstuhl, den schnappte ich mir. Obwohl ich jedes Jahr ein Kilo zunahm, war ich immer noch der Schnellere, Martin landete im speckigen Sessel.

Luc hockte sich wieder neben Silvie, er musste den Kopf einziehen, um nicht an die darüber befindliche Bettetage zu stoßen, er war wirklich ein Riese, ich sagte: »Eh bien«, so viel wie *Ja dann*, und damit war mein aktiver französischer Wortschatz erschöpft.

Martin plauderte ein wenig, als schiene er den beiden wirklich zugetan, er erkundigte sich, ob Silvie und Luc jederzeit Zugang zu den Mädchen hätten, ob man sie über alles informiere, Luc antwortete: »Oui, oui«, woraufhin Martin Luft holte und sagte: »Nun gut, ich möchte Ihnen nichts vormachen.« Er klang sehr ernst, und sein Französisch war wirklich hervorragend, er hatte zwei Auslandssemester in Paris an der Sorbonne studiert, sie gehört nicht unbedingt zu den besten Universitäten der Welt, aber fälschlicherweise denkt das jeder, und zweitens lernt innerhalb eines Jahres an gleich welcher Hochschule auch der letzte Hornochse die Landessprache.

Er richtete sich in seinem Fotzensaftsessel auf, so gut es ging: »Wir haben eine erste Evaluation der Physiologie und Anatomie Ihrer Zwillinge vorgenommen. Es ist offensichtlich, dass eine Trennung gelingen kann, aber ...«, sein Zögern glich einem Ausholen mit dem Vorschlaghammer, das hätte ein Fünfjähriger begriffen, »mit gewissen Kompromissen«.

Ich verstand das meiste, ich nehme an, dass sich bestimmte Worte in jeder Sprache ähneln, Luc und Silvie begriffen auch. Zwar kannten sie die Fachbegriffe nicht, was sie aber verstanden, waren die Wörter Trennung, Zwillinge, Kompromiss.

Jedenfalls begriff Silvie, sie schien die Smartere von beiden zu sein, sie sprang aus ihrer Etage und schleuderte Martin einen Aufschrei und jede Menge Speichel entgegen: »Compromis?«

Martin war ein feiner Kerl, möglicherweise besaß er etwas zu viel Mitgefühl, im Grunde genommen war er ein Weichei, andererseits urteilte er unbarmherzig über moralische Verfehlungen, und ihm waren tatsächlich keine nachzuweisen, von seiner Hurerei abgesehen, in diesen Formenkreis gehörte auch seine peinliche Wahrheitsliebe, und jetzt kam er so richtig in Fahrt: »Offen gesagt, es ist nicht auszuschließen oder sogar wahrscheinlich, dass Opfer gebracht werden müssen.« Er verzog das Gesicht, eine solche Trauermiene hatte ich im Leben noch nicht fertiggebracht.

»Sacrifices?«

»Ja, bedauerlicherweise.«

Silvie sagte, und ihre Stimme klang, als werde man ihr in der nächsten Minute die Todesspritze verabreichen: »Lesquels?«

Martin erhob sich zögernd, er trat auf Silvie zu und legte die Hand auf ihre Schulter, er zeichnete sich auch hier durch Anstand und Mitgefühl aus, er sagte: »Die Zweite.«

Silvie sah ihn fassungslos an, und ich begriff, sie war nicht nur fassungslos über das, was sie gleich hören würde, sondern auch darüber, dass ihre Tochter angesichts ihres Todesurteils zu einer Nummer geworden war, sogar ich hatte es bemerkt. Plötzlich verstand ich, Silvie war uns ebenbürtig oder sogar überlegen, uns trennten nur einige Jahre Schulbildung, sie sagte: »Alma.«

Martin sah mich an, er hatte die Namen vergessen oder jedenfalls die Befürchtung gehabt, sie zu verwechseln, ich nickte.

Zuerst herrschte Stille, dann brach aus Silvie ein Schrei, vermutlich wäre es nicht anders gekommen, hätte die Antwort *Agathe* gelautet, aber natürlich traute ich Silvie zu, es gewusst zu haben.

Nun sprang auch Luc auf und schrie, er schien nicht zu wissen, wohin mit seinen Händen, alle standen, nur ich nicht, ich dachte, einer müsse unbedingt die Fassung bewahren.

Martin sagte: »Es steht ja alles noch nicht fest. Es gibt immer Hoffnung. Ich möchte nur, dass Sie mit allem rechnen, Silvie, Luc.«

Ich fand, man dürfe Silvie und Luc einen Moment mit ihrem Schmerz allein lassen, ich winkte Martin zurück, beugte mich vor: »Na also«, und nach einer Pause: »Schon irgendeinen Plan für die Anästhesie?«

Martin ließ Silvie und Luc nicht aus den Augen, ein Kollaps war nicht auszuschließen. »Wir haben verschiedene Herausforderungen: Zwilling 2 hat nur eine Herzkammer und steht schon jetzt vor dem Lungenversagen.« Er sprach leise, ohne mich anzusehen. »Dann der gemeinsame Blutkreislauf und der Rückfluss durch die obere Eingeweidearterie. Wir brauchen zwei Anästhesieteams, alle Monitore und Bestecke und so weiter doppelt, und wenn die Kinder getrennt sind, ein drittes Team im Nachbar-OP, also eigentlich alles mal drei.«

Luc hatte Silvie zurück aufs Etagenbett gezogen, sie klagte leise vor sich hin, eine europäische Mutter hätte man wahrscheinlich inzwischen wiederbeleben müssen, Luc redete in seiner merkwürdigen Sprache auf sie ein.

Martin weiter zu mir: »Dabei müssen wir gleichzeitig mit mehreren chirurgischen Teams kommunizieren.«

Luc drehte sich zu Martin um und rief: »Docteur!« Es klang

wie ein Donner, man würde ihm wirklich nicht im Dunklen begegnen wollen. »Und wenn wir sie nicht trennen?«

Ich bemerkte, dass Martin beinahe ebenso erregt war wie Luc: »Leider muss ich Ihnen mitteilen, dass in dem Fall mit dem baldigen Tod beider Mädchen zu rechnen wäre.«

Diesmal schrie Silvie nicht mehr, wir ließen eine Minute vergehen, wie im Falle des unvermeidlichen Überbringens fataler Diagnosen empfohlen, Patienten und Angehörige benötigen Raum für ihre Emotionen.

Martin sagte: »Ich habe noch heute einen Termin bei der Psychologin für Sie vereinbart.«

Silvie schüttelte den Kopf.

*

Eine solche Villa hatte ich Coco nicht zugetraut, allem Anschein nach sind Zahnärztinnen geschickter im Umgang mit Geld als unsereins.

Gegen einundzwanzig Uhr. Die Straße ist beleuchtet, alle Laternen brennen, für die Hauptstadt nicht selbstverständlich, in anderen Bezirken bleibt es nachts dunkel, es mangelt an Leuchtkörpern.

Ich parke den Porsche an der gegenüberliegenden Straßenseite zwischen zwei Platanen, sie haben die seltsame Eigenschaft, im Sommer ihre Haut unter lautem Ächzen abzuwerfen, sie wächst nicht mit.

Sie müssen wissen, ich interessiere mich außer für Sexologie und Thanatologie auch für Botanik.

Es ist eine Seitenstraße, eine Villa neben der anderen, die meisten aus Zeiten der vorherigen Jahrhundertwende, dazwischen vier oder fünf Bausünden, sie könnten von meinem Schwiegervater stammen, ein wenig älter sind sie aber doch, obwohl er jetzt schon länger unter dem grünen Rasen liegt, wohin seine einzige Tochter ihm hoffentlich bald folgen wird.

Mein Porsche ist auch nicht mehr der Jüngste, aber die wenigsten verstehen etwas von Autos, jedenfalls die wenigsten Frauen, zum Beispiel wissen sie nicht, dass er gebraucht schon für elftausend Euro zu haben ist.

Ich habe noch nicht viele gestalkt in meinem Leben, anders gesagt: Ich hatte es nicht nötig. Wenn überhaupt, war *ich* es, der gestalkt wurde, meistens von Krankenschwestern, und fast alle waren hübsch, so wendet sich das Blatt, was würde ich heute für eine Schwesternschülerin mit Zahnspange geben.

Coco scheint zu Hause zu sein, was mich kränkt, dann hätte sie auch zurückrufen können. Im Erdgeschoss stehen die Fenster offen, es ist ein milder Oktoberabend. Ob sie allein ist, lässt sich nicht mit Sicherheit sagen. Der Traum jedes Stalkers ist, seinem Opfer zuzusehen, wie es sich entkleidet, schön ein Stück nach dem anderen, und wie es schließlich seine nackten Brüste am Fenster vorbei spazieren führt.

Ich suche nach Hinweisen auf einen männlichen Mitbewohner, einen Grill oder Bierkästen im Garten, aber da ist nichts. Vielleicht hat der Agent sich geirrt, als er sagte, sie sei nicht ganz allein, oder er meinte eine Katze.

Die Villa hat zwei Stockwerke und ein ausgebautes Dachgeschoss, die Deckenhöhe der unteren Etage dürfte vier Meter betragen, in der oberen sind die Fenster geschlossen. Es tut sich nichts, ich steige aus, das Käppi hat mir Tina geschenkt, ich beginne, auf und ab zu gehen. Hinter dem Haus liegt der Garten, ich sehe einen Pool, er ist gläsern überdacht und blau, die Unterwasserbeleuchtung ist eingeschaltet. Ich starre über den Gartenzaun hinweg und gehe einige Meter weiter, ich setze mich auf eine Bank, Cocos Haus und ihren ganzen Wohlstand im Blick.

Ich bin selbst überrascht von der Schärfe meines Gefühls; der Neid, den ich empfinde, ist nichts weniger als ein unerträglicher Verlustschmerz, ich sehne mich nach meinem Haus, in das ich keinen Fuß mehr gesetzt habe und aller Voraussicht nach auch niemals mehr setzen werde, Barbie wird mich überleben, die Versager von Söhnen werden den Polke erben, die beste Zeit liegt längst hinter mir, es geht nur noch abwärts. Das Bedürfnis nach Propofol fegt heran wie ein Orkan, zerbläst mir meinen Verstand, in diesem Stadium hat die Spritze nicht mehr im Geringsten mit einem Wünschen zu tun, sie verwandelt sich in eine existenzielle Unabdingbarkeit oder, anders gesagt, in ein Handlungssystem, das sich biologisch verankert hat.

Ich habe es aufgegeben, selbsttätig meine negativen Emotionen kontrollieren zu wollen, es ist nicht übertrieben zu sagen, dass das Propofol seit Jahren Teil meiner Neurochemie geworden ist, völlig hoffnungslos, den Prozess in meinem Alter umkehren zu wollen, mein altes Ich ist tot.

Ich stehe auf, gehe zum Wagen, ich öffne die Tür auf der Beifahrerseite, klaube eine Zigarette aus dem Seitenfach.

Ich stecke sie mir in den Spalt, wo einmal meine Lippen waren, und zünde sie an, ich kehre zu meiner Bank zurück.

Es riecht nach Hundekot.

Vier, fünf Züge, es geht mir etwas besser, mein Frontalhirn, zuständig für Selbstreflexion, reagiert.

Da sind nicht nur Gier und Neid. Da ist auch der Wunsch,

vor Coco und der ganzen Schönheit, die dort im Garten vor mir liegt, wegzulaufen, das alles wird mein Untergang sein, wie die Frauen mein Untergang sind, eines Tages werde ich mir noch die Eier abschneiden müssen.

Mein Handy vibriert.

»Was tust du da auf der Bank?«

Mir bleibt nichts anderes übrig, als zu antworten. Wonach es denn aussehe?

Das könne sie nicht sagen, jedenfalls sähe ich besorgniserregend aus, und ob das mein Ernst sei mit dem Käppi.

Ich nehme die Zigarette aus dem Mund, werfe sie auf den Boden, das Käppi hinterher.

Also gut, wenn ich schon rein zufällig quasi in ihrem Vorgarten sitze, könne ich auch für einen Moment hereinkommen.

Vielleicht mag sie mich doch, ich streife die Schuhe an einem Rasenfleck ab: »Ich muss nur noch kurz was aus dem Wagen holen.«

Sie steht in der Tür, als ich komme, sie blickt auf meine Arzttasche, sie ist ungeschminkt, immerhin sind ihre Nägel lackiert, sie trägt ein kurzärmliges Hauskleid (Barbie hätte es so genannt), es ist grün. Das Haar hat sie zu einer Art Knäuel geschnürt, ohne Make-up habe ich ihr Gesicht noch nicht gesehen, auch ihre Beine sind nackt, ich versuche, sie nicht anzustarren. Doch selbst ein flüchtiger Blick genügt, um zu der Erkenntnis zu kommen, dass bei unserem Kennenlernen Cocos Haut von Schminke zusammengehalten wurde, sie ist unumkehrbar verwüstet, besonders unterhalb der Augen, unterhalb des Kinns. Sie ist von einem Typ, der in jungen Jahren zu oft und zu lange in der Sonne gelegen hat, das UV-Licht ist tief in ihre Haut gedrungen, hat kör-

pereigene Enzyme angeregt, sämtliches Kollagen zu schred-
dern, es wird sich nie wieder vernetzen (auch wenn man
Ihnen das Gegenteil weismachen möchte). Im Falle der Sonnenhungrigen wird das Ausmaß der Zerstörung erst mit ein,
zwei Jahrzehnten Verzögerung sichtbar, was die Resilienz
der Sonnenhungrigen auf eine schwere Probe stellt, denn
in jungen Jahren lässt sie jedes Sonnenbad verführerischer
aussehen und verbessert ihren Preis auf dem Fleischmarkt,
und welche heiratswillige Dreißigjährige interessiert es,
dass sie mit fünfzig wie ein alter Lederschuh aussehen wird,
die junge Coco hat es offenbar nicht interessiert.

Ob ich eine kleine Führung wünsche.

Und ob, zumal ich von nun an Cocos kleinem Arsch im grünen Kimono folgen darf, sie hat den Gürtel eng geschnallt,
nun bin ich doch ein wenig spitz.

Die Führung beginnt im Schlafzimmer, es besteht aus
nichts als einem gigantischen Art-déco-Bett, Wurzelholz,
mindestens zwei Meter breit, mit leichten Gebrauchsspuren,
wie geschaffen, es zu treiben, und ich frage mich, wie viele
Männer Coco schon in ihr Schlafzimmer geführt hat, leider ist es nicht unbedingt als gutes Zeichen zu werten, dass
unser Rundgang hier beginnt.

Es nützt auch nichts, dass ich mich setze, es nützt nicht
einmal, dass ich die Matratze lobe, Coco dreht sich um, wir
gehen weiter in die Küche.

Diese ist weitgehend unbenutzt, wie bei modernen Frauen
üblich. Unbegreiflicherweise überkommt mich für einen
kurzen Moment Sehnsucht nach Barbie: »Du kochst wohl
nicht.«

Coco hat ein Gespür für Männer, sie sagt: »Hör auf, an
deine Frau zu denken, wenn du bei mir bist, oder besser

noch, hör ganz auf«, sie klingt wie mein Therapeut (es war eine gute Entscheidung, ihn nicht mehr aufzusuchen).

Ich gehe ihr nach, wir besichtigen das Wohn- und Esszimmer, ich bitte kurz, das Bad, weiß gefliest, aufsuchen zu dürfen, dort stelle ich meine Tasche ab, zuletzt geht es in die Bibliothek, kein einziger Gegenstand, der nicht original Art déco wäre, ich erkenne so etwas, ein paar Jahrzehnte in einer Architektenfamilie hinterlassen ihre Spuren.

Unser Rundgang endet auf zwei riesigen, dunkelgrün bezogenen Mahagonisesseln, ein dritter steht abseits, ich schätze jeden auf achtzig Kilo und dreitausend Euro, das Tischchen dazwischen aus flaschengrünem Glas und Marmor, meine Achtung steigt, aber auch meine Besorgnis, und zwar um meinen Schwanz. Coco ist eine Prinzessin, wenn auch eine alternde, und ich weiß nicht, ob ich auf diesem Niveau noch mitvögeln kann, ich brauche jetzt unbedingt den Shot, um das letzte Bisschen meines männlichen Selbstbewusstseins nicht zu verlieren.

Die Bibliothek geht zum Pool und zum Garten, jeder beschissene, getrimmte Busch leuchtet blau, ich sage: »Ein herrlicher Platz, aber ich muss mich noch einmal kurz entschuldigen.«

Coco: »Etwas Gesundheitliches?« Ihre Frage alarmiert mich augenblicklich, unter allen Umständen ist zu vermeiden, ihr Mitleid zu erregen.

Ich sage: »Long Covid«, und huste, denn das liegt immer im Bereich des Möglichen.

Ich kehre aus dem Bad zurück, diesmal habe ich in den Fußrücken gespritzt, vielleicht ist mir ein wenig Kokain darunter geraten, die Wirkung setzt schnell und vehement ein. Coco steht am Fenster, sie hat ihr Haar gelöst, es ist lang und etwas zu dünn, trotzdem sieht sie von hinten aus wie ein Mädchen, mein altes Mädchen.

»Nur damit das klar ist, ich will nicht mit dir schlafen.« Sie dreht sich um. »Was kann ich dir anbieten?«

Eigentlich dürfte ich keinen Alkohol trinken, Michael Jackson ist nicht an einer Überdosis Propofol gestorben, sondern an der Kombination von korrekt dosiertem Propofol plus Alkohol plus Valium, sein Hausarzt geriet in Verruf, in Wirklichkeit war er aber ein renommierter Spezialist, vielleicht hatte der King of Pop ihn reingelegt, indem er den Alkohol und das Valium verschwieg.

Glücklicherweise habe ich heute kein Beruhigungsmittel eingeworfen, es kommt auch selten vor.

Coco sagt: »Champagner«, sie setzt ihren ausgehungerten Hintern in Bewegung, er ist soeben in unerreichbare Ferne gerückt, mir fällt auf, dass Wehmut mit den Jahren immer öfter zum vorherrschenden Gefühl wird.

Sie kehrt mit einer Flasche und zwei Gläsern zurück, die Flasche ist zur Hälfte leer.

Dann geschieht etwas Unerwartetes, etwas, das einem Mann nicht oft widerfährt, jedenfalls nicht ohne Gegenleistung, Coco löst ihren Gürtel, das Gewand öffnet sich.

Sie sagt: »Nur gucken«, das bricht den Zauber ein wenig, es ist aber genügend übrig.

Was übrig ist: eine unrasierte Muschi, wie man sie heutzutage kaum noch zu sehen bekommt, dunkelblond (etwas dunkler als Cocos Kopfhaar), drahtige Löckchen, ein wenig licht, nichtsdestotrotz lockend, und das Beste: Aus dem Dickicht lugt ein fleischiges Tierchen hervor, die Sorte, von der man sofort verschlungen werden möchte.

Coco setzt sich, sie schlägt die Beine übereinander, ich bin damit beschäftigt, meinen Ständer zurechtzurücken, die meisten Frauen wissen nicht, wie schwierig es ist, einen Steifen in der Hose zu lassen.

»Alles gut, Bernard?«

Und tatsächlich, das ist es.

Ich lehne mich zurück. Ich bin ein Fisch auf dem Trockenen, aber es macht mir nichts mehr aus, nicht einmal, dass ich auch so rieche. Nicht einmal, dass mir Frauen ihre Muschi nur noch zeigen und mich nicht mehr anfassen lassen.

Ich hebe mein Glas: »Ja. Alles gut. Auf das Leben!«

Coco legt einen Fuß auf den Tisch, jetzt hält sie ihr Hauskleid mit der Hand zusammen. Die letzte Pediküre liegt etwas zurück.

Meinen Schwanz habe ich links abgelegt, die bevorzugte Seite der meisten Männer, ich ziehe ihren Fuß in meinen Schoß.

Vielleicht kann ein alter weißer Mann mittels seines Geistes noch punkten: »Es gibt im Leben nur zwei Naturgewalten, sagt Sigmund Freud. Rate mal.«

Normalerweise stelle ich Frauen keine schwierigen Fragen.

Coco trinkt schnell und viel, aber jetzt stellt sie ihr Glas ab, erwartungsgemäß zuckt sie die Schultern.

»Anders gefragt: Woran wirst du dich in deinem letzten Stündchen erinnern?«

»Meine Affären.«

Es ist im Prinzip die Antwort, die ich haben wollte, auch wenn sie etwas ungelenk ausgefallen ist, ich nicke anerkennend. »Gut so. Nur dass es bei Freud Eros heißt.«

Coco hat sich nachgeschenkt. »Und du, wann ist dir Eros zuletzt begegnet?«

Das könnte nun doch eine Einladung sein, aber mit Bestimmtheit kann ich es nicht sagen.

»Freud spricht nicht einfach vom Geschlechtsverkehr. Er verlagert den Eros in unsere Psyche.«

Ich deute auf Cocos Kopf. »Er meint nicht deine oder meine Affären, er meint einen Trieb, der uns um unser Leben kämpfen lässt. Den lebenserhaltenden Trieb.«

Coco betrachtet mein Glas. »Warum trinkst du nichts? Bist du ein trockener Alki oder was?«

Ich überhöre die Unverschämtheit. »Erstens Eros, zweitens Thanatos. Der Todestrieb«, ergänze ich vorsichtshalber.

»Aber Lieben und Sterben sind bei Freud nicht mehr nur Naturgewalten, sondern uns innewohnende Kräfte. Thanatos ist der große Zerstörer.«

Ich lasse meine Worte wirken und ziehe Cocos Fuß näher. Sie fragt: »Können wir uns aussuchen, was uns beherrscht, Eros oder Thanatos?«

»Kaum.«

»Und bei dir ... welcher ist stärker?«

»Natürlich Eros.«

Früher einmal stimmte das.

Coco nagt mit dem rechten Schneidezahn an ihrem roten Daumennagel, dort fehlt schon ein Stückchen Lack. Um meine Worte zu unterstreichen, beuge ich mich vor, lege die Hand auf ihr Knie.

»Ich weiß nicht, welchen von beiden ich mehr fürchte.«

Coco zieht die Beine an.

Wenn ich mich nicht irre, sehe ich jetzt direkt in ihre Muschi, leider sind die Lichtverhältnisse schlecht. Ich setze mich aufrecht, für einen Moment kommt die alte Kraft zurück, meine Haut wird straff, die Muskeln darunter schwellen, der Verwesungsgeruch ist verflogen, vielleicht sogar zugunsten eines kleinen Rests von Pheromonen.

»Die meisten Philosophen raten von Angst eher ab, speziell von der Todesangst.«

»Erzähl mir alles, was du weißt.«

Plötzlich überkommt mich Hoffnung, dass hieraus eine Beziehung werden könnte und vielleicht sogar Liebe, vielleicht ist doch noch nicht alles vorbei.

Coco steht auf.

»Warte, ich hol uns was zum Knabbern.« Wann zuletzt hat eine Frau mir etwas zum Knabbern geholt.

Sie kehrt zurück, ich räuspere mich, auf Nüsse verzichte ich vorerst, in meinem Alter hängen Reste davon zwischen den Zähnen, meine Zahnärztin, die andere, empfahl sogar, eine Büschelbürste ständig mit sich zu führen. Nebenbei: Im Porsche liegt ein dünner Akku-Rasierer für Nasenhaare und eine Packung Desinfektionstücher für untenrum, das Necessaire eines alten Mannes.

»Nur eine kleine Einführung, ich will dich nicht langweilen.«

Coco sitzt da wie eine Schülerin, sie hat die Hände im Schoß gefaltet, für einen Moment durchkreuzt eine Vorstellung unsere akademischen Pläne, Coco trägt zwei Zöpfe und einen kurzen Schottenrock, gehorsam kniet sie vor ihrem Lehrer, er teilt in väterlicher Strenge einige Schläge mit dem Rohrstock aus (vor allem auf ihre winzigen, entblößten Brüste) und lässt sich daraufhin einen blasen, die Schülerin scheint es ihm nicht zum ersten Mal zu besorgen, sie stellt sich geschickt an, sie genießt es sichtlich und leckt ihm am Ende in großem Ernst den Schwanz sauber, in meinem Traum auch die Rosette, es ist eine junge Coco.

Die richtige Coco fragt: »Was ist nun?«

Es gelingt mir, mich zusammenzunehmen.

»Die meisten Philosophen raten zu einem guten Leben, weil es das Sterben leichter macht. Nehmen wir Epikur vor ungefähr zweitausenddreihundert Jahren, der nichts anderes wollte, als den Menschen ihre Ängste zu nehmen, damals insbesondere vor dem Tod und dem, was danach kommt.«

Ich hatte schon fast vergessen, wie erregend es ist, eine Frau zu belehren, es hat eindeutig etwas Sexuelles.

Coco sagt: »weiter«, wie in meinem Traum lässt sie sich gern unterrichten, vielleicht ist sie sogar hinreichend submissiv.

»Epikur empfiehlt, das Erfreuliche niemals aufzuschieben, weil keiner Herr des nächsten Tages ist. Man soll gewaltig auf das Leben spucken.«

»Das hat er wirklich gesagt?«

»Wortwörtlich. Man soll sterben und dabei jubeln *Gut habe ich gelebt*!«

Coco hängt an meinen Lippen, möchte ich sagen. Mit siebenundsechzig gibt es nicht mehr viel, was man noch nicht erlebt hat, allerdings ist es sehr lange her, dass ich *geliebt* habe. Wenn ich es überhaupt schon einmal getan habe. Ich kann mich gerade an keinen Fall erinnern.

»Und hast du gut gelebt, Bernard?«

»Es fehlen noch ein paar Dinge.«

»Ich weiß schon.«

Sie lächelt, dabei wird das schiefe Auge zu einem Schlitz, merkwürdigerweise rührt mich ihre Unvollkommenheit.

»Zu viel gefickt und zu wenig geliebt, stimmt's?«

Sie kneift den Mund zusammen, rings um ihre Lippen ein Kranz von zarten Fältchen, von nun an werden sie sich mit jedem Tag vertiefen, zehn Jahre, und Cocos Gesicht wird sich in eine Kraterlandschaft verwandelt haben. »Ist bei mir genauso. Und ist das laut Epikur ein Grund, das Sterben aufzuschieben?«

Ich schüttele den Kopf, lasse sie nicht aus den Augen.

»Wir sollen auch auf diejenigen spucken, die sich blind an das Leben klammern.«

Cocos kleine Zähne zermalmen eine Handvoll Nüsse. Ansonsten ist es still.

»Weiter.«

»Horaz. Schon mal gehört?«

»Ja, klar, aber keine Ahnung, wo der einzuordnen ist.«

Sie ist etwas ungebildet, ich werde diesen Diamanten schleifen müssen.

»Er lebte zu Augustus' Zeiten, irgendwann zwischen Caesars Ermordung und Jesu Geburt, er studierte in Rom und Athen und lebte ansonsten lieber auf dem Land als in der Stadt.«

»Wie ich, eigentlich«, ein typisch weiblicher Einwurf, das interessiert nun wirklich niemanden. Andererseits holt ein guter Redner sein Publikum ab, ich sage: »Anders als du war er klein und fett und hatte eine glänzende Haut.«

Erwartungsgemäß weckt das Cocos Interesse.

»Was hat er gesagt?«

»Erst einmal muss man wissen, dass er das Leben bejahte.«

»Du meinst, er aß und trank und vögelte in der Gegend herum?«

»Exakt.«

»Das nennst du also *lebensbejahend*.«

»Nicht notwendigerweise. Die Armen fressen auch, aber nicht, weil sie lebensbejahend sind, sondern weil sie unglücklich sind.«

Ihr Gesicht hellt sich auf, sie nickt anerkennend, nun dürfte sie mich für einen guten Menschen halten.

»Also, Horaz, was hat er nun gesagt?«

Den nächsten Satz habe ich auswendig gelernt.

»Ich möchte lieber für übergeschnappt oder dämlich gelten, wenn das, was ich anstelle, mir Spaß macht oder ich nicht merke, dass es verkehrt ist, als vernünftig zu sein und mich unglücklich zu fühlen.«

Erneut geschieht etwas Unerwartetes. Eine Tür schlägt, es nähern sich Schritte, vor uns steht eine junge Coco wie diejenige aus meinem Traum.

*

Auf dem Rückweg von Silvies und Lucs Baracke erfasste mich eine heilige Stimmung, wir hatten eine Todesnachricht überbracht, und so traurig das ist, führt es zuverlässig zu einem Gefühl der Bedeutsamkeit, wer außer Gott und den Chirurgen hat noch diese Macht, einen Menschen legal in den Tod zu schicken, meine Schritte wurden lang und federnd, leider vibrierte in der Kitteltasche mein Mobiltelefon, ich hätte den Moment gern ausgekostet.

Ich sagte: »Ja.« Meinem Chef am anderen Ende entging die Schlampigkeit dieser Begrüßung nicht, dennoch räusperte er sich nur, seine Handicaps waren Unfähigkeit und die Feigheit, Untergebene zurechtzuweisen.

Er sagte, die zuständige Kinderkardiologin habe ihn informiert. Man scheine vor einem schweren moralischen Dilemma zu stehen, und warum es die Schweingruber brauche, ihn in Kenntnis zu setzen, nun gut, jedenfalls habe er in aller Eile das klinische Ethik-Komitee einberufen.

Ich hatte noch immer keine Lust zu antworten, ich hatte das Handy auf laut gestellt und ließ es am ausgestreckten Arm baumeln, ich sagte jaja, und dass der Anästhesist mithöre und ich die Einberufung des klinischen Komitees durchaus für eine gute Idee halte, dann wisse man hinterher jedenfalls, wem man die Schuld geben könne.

Martin sagte: »Klappe, Idiot.« Eigentlich bewegte er nur die Lippen. »Viel Spaß noch«, aber es klang wie *selber schuld*, und ich fragte mich, was er eigentlich wusste. »Pass auf dich auf, Alter«, und ich nickte, schließlich hatte ich es aus undurchsichtigen Gründen nie zum Chef gebracht, und er schon.

Das Überlegenheitsgefühl war futsch, zudem stellte der Chef fest, er erwarte mich jetzt gleich in seinem Büro, vielleicht hatte er kürzlich ein Seminar für Führungskräfte besucht, die Verbindung war unterbrochen.

»Dann ist wohl nichts mit gemeinsamem Lunch«, sagte ich, und Martin: »Man sieht sich, ich dürfte nachher auch dabei sein.«

Mein Chef ist wirklich ein schmächtiges Männlein, ich habe ihn schon pinkeln sehen, daher weiß ich, dass sein Pimmel genauso dürr ist wie er selbst. Ich würde lügen, wenn ich behauptete, dass mich diese Tatsache nicht mit Genugtuung erfüllt hat. Wenn ich schon täglich die Demütigung aushalten musste, beruflich von ihm abgehängt worden zu sein (und daran würde sich nichts mehr ändern, da wir im selben Jahr geboren sind und gleichzeitig in Pension gehen würden), konnte ich doch wenigstens behaupten, den dickeren Schwanz zu haben, und glauben Sie mir, falls Sie männlich sind und sich von irgendwelchen Ratgebern haben trösten lassen, es ist den Frauen nicht egal.

Der Alte wartete in seinem Büro, genauer gesagt, er ging auf und ab, seinen Schnauzer hatte er frisch getrimmt.

Er winkte mich hinein.

»Einen Kaffee, mein Lieber?«

Er schien etwas von mir zu wollen, und es musste *bedeutend* sein.

Ich schüttelte den Kopf.

Er setzte sich hinter seinen Schreibtisch.

»Der Kinderarzt hat angerufen. Einer der Zwillinge scheint eine Infektion der Atemwege zu entwickeln, und sie haben sie noch nicht im Griff.«

»Wann hat er sich gemeldet?«

»Vor zwei Stunden.«

»Rufen Sie ihn an, bitte, und stellen Sie auf Mithören.«

Der Alte nickte, er fraß mir wirklich aus der Hand, griff zum Hörer, tippte eine Kurzwahl. Ich betrachtete seine Bewegungen, um seine grazilen Finger beneidete ich ihn, das muss ich zugeben, beim Operieren stellen sie einen echten Wettbewerbsvorteil dar, ansonsten gab es wirklich nichts Gutes über ihn zu sagen.

Ich setzte mich auf die Armlehne des Besuchersessels, Regel Nr. 2 in einem hierarchisch organisierten Betrieb: niemals tiefer als der Rivale sitzen.

Der Kinderarzt aus dem Lautsprecher: »Guete Tag«, er ist Schweizer.

Sein Lebenslauf lässt auf zwei bedeutende Fehler schließen, die er gemacht hat, erstens, Pädiatrie zu wählen, sie ist die am schlechtesten bezahlte Fachrichtung, und zweitens mit einem Schweizer Examen ins große nördliche Nachbarland auszuwandern, wo Ärzte nur die Hälfte verdienen. Er ist ein dämlicher Idealist, zudem heißt er Sepp, Sepp Vontobel.

Der Chef ließ verlauten, dass wir zu zweit waren, Sepp grüßte noch einmal (»Guete Tag, Bernard«), in der Schweiz ist man auf rührende Weise altmodisch, es dauert oft Jahre, bis Schweizer sich assimiliert haben und zur Begrüßung den anderen anschnauzen. Sepp: »Kommen wir gleich zur Sache, die Zeit ist knapp, Zwilling 2 wirkt heute Morgen erschöpft. Sie schwitzt, und auf schmerzhafte Stimuli reagiert sie nur mit schwachem Weinen.«

Der Chef sah mich an.

Sepp: »Beim Abhorchen vereinzelte Rasselgeräusche über beiden Lungen. Leukozyten 26440, 86 Prozent Neutrophile, beides viel zu hoch, CRP auch, das deutet auf einen fulminanten Verlauf, 8 Prozent Lymphozyten, davon sollte sie mindestens 60 haben. Der Rest einigermaßen im Rahmen. Wir machen noch eine Sputum- und eine Blutkultur, und wir testen auf Influenza, Adenoviren und Metapneumoviren, aber ich weiß schon, bei den Viren kommt nichts raus.«

Der Chef: »Sicher, sicher«, der kleine Schleimscheißer, dabei verstand er nur die Hälfte.

Ich schwieg.

Sepp: »Bis die Kulturen und das Resistenzergebnis da sind, geben wir ihnen Ceftriaxon ...«, der kleine Schleimscheißer unterbrach: »Gleich mit der Keule.«

Ich sah ihn an. »Natürlich mit der Keule, sonst ist es mit den Zwillingen schneller vorbei, als wir sie trennen können.«

Sepp: »Aber ich möchte doch daran erinnern, dass wir hier vom Wohl der Kinder reden, nicht von unserem eigenen.«

Der Chef nickte, als könne Sepp ihn sehen, grundsätzlich machte es ihm überhaupt nichts aus, mir in den Rücken zu fallen. »Was ist mit Zwilling 1?«

Sepp: »Kriegt natürlich was ab davon, aber sie schlägt sich besser. Wir kriegen das diesmal schon hin mit der Kleinen, aber es eilt wirklich mit der Trennung.« Er schloss eine umständliche eidgenössische Grußformel an und legte auf.

Der Chef rief seine Sekretärin, er hatte eine andere als ich, sie betrat sein Zimmer, und ich dankte Gott zum tausendsten Mal, dass sie nicht meine Sekretärin war, und gleichzeitig verfluchte ich ihn.

Sie trug Rock, und wo derjenige der Meier über die Knie reichte (was man nur als Segen bezeichnen konnte), endete dieser Rock irgendwo zwischen Möse und Mitte des Oberschenkels, also im oberen Drittel, kürzer wäre in einer Universitätsklinik wirklich tabu gewesen, es war mir völlig unerklärlich, dass der Chef nicht unter einer Dauerlatte litt, mein Schwanz brannte, sobald ich ihren Arsch auch nur von Weitem sah, und auch wenn er mir nicht mehr regelrecht stand, fühlte es sich an, als ob.

Der Chef nahm keine Notiz von ihr, es war wirklich unfassbar, und während ich meine Augäpfel in seine Richtung zwang, sagte er: »Nun setzen Sie sich doch endlich mal richtig hin, Bernard«, was ich zwar tat, aber gleichzeitig wurde mir mit einem Schlag klar, dass der Alte impotent sein müsste, nicht nur ein bisschen wie ich, sondern so richtig, in dem Sinne, dass nicht einmal mehr Viagra half. Vermutlich handelte es sich um einen traurigen Fall von Sexualangst, was nichts anderes bedeutete, als dass es schon immer so gewesen war, beziehungsweise ab einem bestimmten Punkt in seiner Kindheit, es ist davon auszugehen, dass seine Sexualangst, wie auch alle anderen sexuellen Probleme, durch Erlebnisse in der Kindheit verursacht wurden, sagt jedenfalls Freud. Der kleine Chef könnte Zeuge geworden sein, wie seine Eltern bumsten, oder seine eigenen kindlichen Triebe könnten bei den Eltern auf Ablehnung gestoßen sein. Ihm könnten das Masturbieren oder Doktorspiele verboten worden sein, es genügen ein wiederholtes *Das tut man nicht* oder sonstige puritanische Sprüche, schon ist einem im späteren Leben der Sex verleidet oder es kommt gar nicht erst dazu. Wahrscheinlich hatte der kleine Chef aufgrund eines emotionalen Mangels niemals Urvertrauen aufgebaut und war nicht in der Lage, den Anblick einer Möse mit einem Steifen zu quittieren, geschweige denn, den Steifen in sie hinein zu manövrieren. Der arme Kerl war wahrscheinlich nie zu einem wahrhaftigen Orgasmus fähig gewesen und wusste gar nicht, warum.

»Ferdinand, wenn Sie mal reden wollen ...«

Der Chef sah mich überrascht an.

»Ein anderes Mal.«

Die Tippse stand mitten im Raum, und da von Ferdinand nichts mehr kam, rückte ich meinen Stuhl zurecht und lächelte, sie lächelte sparsam zurück, wenn überhaupt davon die Rede sein konnte. Möglicherweise hatte sie die Schnauze voll vom männlichen Lächeln an sich, aber ich war nicht irgendein Mann, ich war der stellvertretende Klinikdirektor und somit in der Lage, sie mit einem Fingerschnippen auf die Straße zu setzen, gerade begann ich, mich mit dem Gedanken anzufreunden, da fiel sie ein.

»Jetzt doch einen Kaffee, *Herr Direktor*?«

Sie meinte mich.

Selbstverständlich wollte ich, dass diese Hände mir einen Kaffee machten, ihre Nägel waren rund gefeilt, sie schimmerten perlmuttern, die Tippse hatte darauf verzichtet, sie rot zu lackieren, das alles ließ auf einen kleinen Rest von Anstand schließen. Sie sah den Chef von oben an.

»Für Sie auch, *Herr Direktor*?«

Mit meiner Rührung war es schlagartig vorbei: Sie machte sich lustig über uns.

Der Chef schien es gar nicht zu bemerken oder er ging darüber hinweg, an sittlicher Reife ist er mir etwas überlegen, muss ich zugeben, und das könnte der Grund gewesen sein, warum er da saß, wo er saß, nämlich im schimmelfreien Eckbüro.

Im Gegensatz zu mir war ihm Folgendes vollkommen klar: Das Verhalten der Sekretärin war in keiner Weise überraschend, jede, wirklich jede junge Frau macht sich lustig über alte Böcke, die ihre Großväter sein könnten und sich vormachen, ihre Rentnerschwänze seien noch von Interesse.

»Ja, bitte, und bringen Sie mir die Liste mit den Komiteemitgliedern.«

Dann nickte er mir zu.

»Wir brauchen einen aus jeder Fachrichtung und einen Juristen ...«

Ich unterbrach: »Dann bitte die Büchel.«

»Natürlich Frau Professor Büchel. Und einen Ethiker und einen Theologen.«

»Gibt es da auch eine Frau, die in Frage kommt?«

Der Chef schüttelte den Kopf.

»Die Eltern sind katholisch. Wir kriegen einen Priester.«

»Sind die Eltern dabei?«

»Werden angehört.«

»Wie lange soll das Ganze dauern?«

»In ein, zwei Tagen sollten wir durch sein. Übergeordneter Notstand. Wir haben nicht wochenlang Zeit.«

Die Tippse war zurück, sie stellte den Kaffee vor uns ab, die Aussicht auf die Zusammenkunft des klinischen Komitees war so deprimierend, dass ich nicht einmal den Blick in ihren Ausschnitt genießen konnte. Umso vernehmlicher die Worte meines Chefs.

»Es gibt schon genug Urteile, die unter diesen Umständen eine Trennung für rechtmäßig erklärt haben.«

Er strich sich übers Haar oder den Teil des Kopfes, wo sich früher sein Haar befunden hatte, ich werde nie verstehen, wie meine Geschlechtsgenossen sich mit einer Glatze abfinden können, an ihren Hinterköpfen wuchert das Dickicht, es kann daraus jede andere Kopfpartie beliebig aufgeforstet werden (sogar Lücken in Augenbrauen und Bart).

»Ich bete, dass uns keiner einen Strich durch die Rechnung macht.«

Tatsächlich war er gläubig.

»Dann beten wir mal ordentlich, dass es nicht Ihre Kirche ist, die das tut. Jeder weitere Tag bringt Zwilling 1 dem Tod näher, und 2 ist sowieso schon mehr tot als lebendig.«

Der Chef lächelte.

»Sie haben es ordentlich eilig mit Operieren, was, Bernard?«

Wir starrten uns an, zwei alternde Raubtiere, aber noch waren meine Krallen nicht ganz stumpf.

»Was für Sie natürlich nicht gilt.«

Ich erhob mich, den Tippsenkaffee hatte ich nicht angerührt, der Chef trug mir auf, um vierzehn Uhr im Konferenzraum zu erscheinen. Sein Ton hatte sich geändert.

Noch in der Tür nahm ich die Zigaretten aus der Kitteltasche, ich drehte mich um und streckte sie ihm entgegen. Er trat heran und griff zu. »Wissen Sie, Bernard, wir sind uns ähnlicher, als Sie denken. Ich lasse mir schon lange nicht mehr alles verbieten.«

Ich nickte, er gab uns Feuer, tatsächlich stand seit Langem ein altes Feuerzeug auf seinem Schreibtisch.

Ich zog. »Alles Mögliche wird einem Mann verboten, das Leben ist die reinste Männerzähmungsmaschine.«

Er nickte. »Was uns unterscheidet, ist das Quantum Demut.«

Noch nie hatte er mich kritisiert.

Ich sagte: »Ich bin dann mal in der Kinderklinik.«

Die Zwillinge lagen auf der Intensivstation, außer ein paar bunt beklebten Scheiben erinnert nichts an einen Ort, an dem sich Kinder gern aufhalten, ohnehin hängt man Spieluhren, Hampelmänner oder sonstiges Zeugs über den Bettchen nur für die Eltern auf, das Gleiche gilt für Teddys am Kopfende von Brutkästen, dort angekommen, verfügen die Kinder in der Regel über nicht viel mehr als vegetative Funktionen.

Am Eingang bekam ich einen sterilen Kittel übergehängt, grün, ich stieg in Pantinen, grün, überall wimmelte es von grünen Gestalten, der Personalschlüssel sieht aus wie folgt: pro Patient mindestens eine Schwester, ich schätze ihr Durchschnittsalter auf vierundzwanzig.

Kein Mensch treibt es so viel und so abwechslungsreich wie die Intensivmediziner, wohingegen meine Quote damals bei nicht mehr als ein, zwei Affären pro Jahr lag, mir fiel Tina ein. Um der Herausforderung einer sechsunddreißigstündigen Operation gewachsen zu sein, bedarf es einer überragenden physischen und psychischen Fitness, nach Meinung meines Psychiaters war eine umfassende sexuelle

Triebabfuhr der Leistungsfähigkeit zuträglich oder sogar unverzichtbar, idealerweise am Vorabend eines großen Eingriffs.

Die Schwester sagte: »Hinten rechts«, sie ging neben mir her. Wir durchquerten den Hauptraum, wenn es überhaupt Wände gab, waren sie niedrig und aus Glas. Es gab Inkubatoren, es gab Betten, daneben Mütter und Väter (ebenfalls in grün), ein Paar unterhielt sich über sein Kind hinweg.

Keines der Kinder weinte, oder sie wurden übertönt von ihren Überlebensmaschinen, jede Funktion wird zu einer Kurve auf dem Monitor, die Station ist interdisziplinär, die Kinder haben Krebs oder Blutkrankheiten oder Herzfehler, einige hatte ich selbst operiert.

Am Ende der Station kleine Compartments wie Aquarien, hier lagen die munteren Fischlein, auch die Zwillinge schienen wach zu sein, jedenfalls war ein Kopf zu sehen, er reckte sich in die Höhe und kippte sofort wieder ab und so weiter. Für einen Moment glaubte ich, jemand hätte sie schon getrennt, vielleicht hatte man einen anderen mit der Aufgabe betraut, irgendwann läuft jedermanns Zeit ab, da sah ich hinter den Gitterstäben den zweiten Kopf, er schlackerte dem ersten hinterher.

Krankenschwestern gingen ein und aus, auf einem Stuhl neben dem Kinderbett hockte eine lange, dünne Sitzwache, Mittzwanzigerin.

Natürlich kannte ich die Schichten des Pflegepersonals: von sechs bis vierzehn Uhr, von vierzehn bis zweiundzwanzig, dann die Nachtschicht, und sie ist die härteste, besonders, wenn der Patient komatös ist oder nur noch wenige Tage bis zu seinem Ableben hat und sich nicht mehr rührt, man droht jederzeit einzuschlafen, am schlimmsten ist es zwischen drei und fünf Uhr morgens. Ab dann macht man sich daran, den Urinbeutel auszuwechseln und den Patienten zu waschen und zu kämmen und neu einzukleiden, wer das einmal getan hat, vergisst niemals den Geruch eines schwerkranken Körpers, der mehrere Stunden unter einer Bettdecke gelegen hat (das Bettzeug wechselt die Vormittagsschicht zu zweit). Ich habe als Student selbst Sitzwachen gehalten, sie waren damals lächerlich gut bezahlt, an Feiertagen gab es das Doppelte, das ist alles anders geworden.

Die Nachmittagsschicht hatte gerade begonnen, die Dünne las in einem Lehrbuch der pädiatrischen Chirurgie (ich erkannte es sofort, ich war Mitverfasser).

Sie kannte mich natürlich, sehr wahrscheinlich hatte sie sogar meine Vorlesung besucht, und sehr wahrscheinlich hatte sie Ambitionen auf eine Facharztstelle, nun ja, eine Hand wäscht die andere, für einen Titel drücken die jungen Frauen schon mal ein Auge zu, ich habe es keiner Einzigen vergessen, was sie für mich getan hat.

Unter anderen Umständen hätte ich die Dünne in mein Büro beordert, es war nie viel nötig, sie hätte mir noch am selben Abend die Eier geleckt und bei der nächsten Besprechung vielleicht sogar ihre Freundin mitgebracht.

Aber ich war Arzt genug vorauszusehen, dass mich eine weitere Bettgeschichte in der momentanen höchst angespannten Situation aus dem Tritt hätte bringen können, ich musste mir das, was noch an Saft vorhanden war, für die Operation meines Lebens aufsparen, mir würde Ruhm bis ans Totenbett und darüber hinaus winken, aber wenn ich scheitern würde, so richtig scheitern, wäre ich für immer erledigt.

Ich sagte: »Lassen Sie mich allein mit den Kindern.« Die Sitzwache sah mich enttäuschter an als in der steilen Hierarchie einer Universitätsklinik üblich.

»Ich warte vor der Tür, Herr Professor.«

Es war offensichtlich, dass sie die Hoffnung, einen Fang zu machen, noch nicht ganz aufgegeben hatte, ihre Stimme war dunkel, große Frauen machen beim Sex andere Laute als kleine.

Ich nahm ihren Platz ein, er war noch ein bisschen warm.

Agathe lag still, sie rollte die Augen, so weit sie konnte, in meine Richtung und beobachtete mich.

Ich lächelte und winkte, Agathe ließ meinen Blick nicht los, dann hob sie eine der vier Hände.

Ich beugte mich vor, streckte die Zunge heraus, Agathe begann zu glucksen, sie streckte ihre Zunge ebenfalls heraus, so hatte ich noch kein Kleinkind lachen hören, ihre helle Stimme überraschte mich, der ganze Raum war erfüllt von ihrem Lachen.

Ihr kleiner Körper bebte, das Rosa ihrer Zunge leuchtete, Tatsache ist, sie war ein schönes Kind, das machte mich noch entschlossener, ihr zu einem intakten Körper zu verhelfen, sie hörte nicht auf zu lachen, vielleicht streckt man im Kongo die Zunge nicht heraus, jedenfalls Erwachsene nicht.

Ich erhob mich, machte ein paar Schritte bis hinter das Fußende des Bettes, weiter konnte mir Agathes Blick nicht folgen. Jetzt sah ich in Almas Gesicht, sie hatte die Augen geschlossen, sie war blass und ihre Haut feucht, und sie war genauso hübsch wie ihre Schwester.

Ich sagte: »Alma, du kleines Schattengewächs.«

Agathe begann zu quengeln.

»Himmel noch mal, Agathe, ich bin noch nicht fertig mit Alma.«

Vielleicht vernahm Agathe die Dringlichkeit in meiner Stimme, jedenfalls wurde sie still.

Ich beugte mich über Alma.

»Ich muss dich töten.«

Mein Gesicht war so nah an Almas, dass ich sie riechen konnte, sie roch wie jedes Baby, wie auch meine eigenen Söhne gerochen haben, trotzdem gab es einen minimalen Unterschied, Alma roch weiblich.

Ich wich zurück, und ich dachte, es würde schließlich nicht das erste Mal sein, dass mir ein kleines Mädchen unter den Händen wegstürbe, ich ging zurück zu meinem Stuhl, Agathe begann zu strampeln, erwartungsgemäß strampelte das dritte Bein mit.

Ich setzte mich, nahm Agathes Hände, oder diejenigen, die ich dafür hielt (der endgültige neuroanatomische Befund stand noch aus), ich führte sie zusammen, ließ los, die Hände klatschten weiter.

Ich nahm die anderen beiden Hände, sie blieben schlaff, ich drückte fest zu, Alma wachte auf, sie begann sofort zu weinen.

Es wäre das erste Mal, dass ich ein Kind willentlich um sein Leben brächte.

Sepp trat ein, ich hatte ihn nicht kommen hören, manchmal dachte ich jetzt, dass ich die Dinge am Rande meines Sehfeldes einen Tick später wahrnahm als früher.

Für einen pädiatrischen Oberarzt war Sepp wirklich unverschämt jung, er sagte: »Hoher Besuch.«

Er hielt eine Mappe in der Hand.

»Alles klar, Kollege Bernhard?«

»Wie man's nimmt.« Ich richtete mich auf, fing gerade noch den Blick ein, den die dünne Sitzwache Sepp zuwarf, einen astreinen Fick-mich-Blick, an keinerlei Bedingungen geknüpft, keinen Wenn-du-mich-ficken-darfst-kriege-ich-dafür-etwas-anderes-Blick, es war ein kreatürlicher und in diesem Sinne unschuldiger Blick, wie ich ihn von jungen Frauen nie wieder zugeworfen bekommen würde.

Alma röchelte, ich legte die Hand unter ihren Kopf: »Ich habe gerade vorhin überlegt, ob man das, was wir vorhaben, als eine Art Notwehr betrachten kann. Agathes Notwehr gegenüber einer Schwester, die ihr den Tod bringt.«

Der Junge stützte sich auf das Gitter. Erst jetzt sah ich, dass er einen Ehering trug. Alma atmete ruhiger, ich legte ihren Kopf zurück auf das Kissen.

Der Junge: »Rein juristisch betrachtet wäre es aber auch unterlassene Hilfeleistung, wenn Agathe ihrer Schwester verunmöglicht zu überleben.«

Ich sah ihn an, er redete geschraubt, aber nicht dumm, und stark war er auch. Für einen Moment wünschte ich mir nichts mehr, als wieder die Haltung dieses Jünglings zu besitzen, diese gerade Wirbelsäule, und ich versuchte, den Rücken zu strecken, zunehmend erstarrt in seiner S-Form. Sagen wir es ruhig: Ich entwickelte einen Buckel.

Der Junge hatte Alma beim Kinn genommen, er musterte ihr Gesicht, ich fragte: »Wie geht es ihr heute Mittag?«

»Sie hat einen Schnupfen entwickelt, Appetitlosigkeit, Husten und Atemnot.« Er kniff Alma in die Wange, sie öffnete kurz die Augen, er richtete sich auf: »Viel zu schwache Reaktion.«

Er begann, in der Krankengeschichte zu blättern, Ich dachte: Noch mindestens zehn Jahre, bis der eine Brille braucht. Ich konnte mich gar nicht mehr erinnern, wie es war, ohne

Brille zu operieren. Der Junge las vor: »37,5 Grad, Puls 134, Blutdruck 85 zu 42, 51 Atemzüge pro Minute, Sauerstoffsättigung in der Hand 32 Prozent bei Raumluft.«

Agathe versuchte, Sepps Aufmerksamkeit zu erregen, sie reckte die Arme, streckte die Zunge heraus, er sagte: »Das hat sie bisher noch nie gemacht.«

Ich erwiderte: »Kinder tun so etwas.«

»Noch mal zu Alma. Ihr Husten ist zu schwach, sie wird das Sekret nicht los. Wir saugen ab und haben ihr vorhin schon Sauerstoff gegeben.«

»Wir müssen sie unbedingt aufpäppeln, damit wir bald operieren können.«

»Ich wiederhole, wir haben ihr Cefriaxon gegeben. Leider will sie auch nicht an der Brust trinken. War nicht schön für die Mutter heute Morgen. Eigentlich stillt sie beide noch zweimal am Tag, das machen die so im Kongo, manchmal bis die Kinder fünf sind.«

Ich beneidete ihn um seinen Dialekt, angeblich waren Frauen verrückt danach, er fuhr fort: »Sie kriegt nachher ihre Magensonde.«

Ich nahm Agathes linke Hand, sie versuchte, sich hochzuziehen: »Du wirst ja bald sitzen.«

»Wir werden beide Kinder sedieren müssen, sonst reißt die Große der Kleinen die Sonde raus.«

»Das alles auf Agathes Kosten.«

»Oder umgekehrt«, widersprach Sepp. »Agathe hat sich im Mutterleib auf Almas Kosten entwickelt. Ich würde sagen, Alma hat einiges gut bei Agathe.«

»Man könnte meinen, Sepp, Sie seien parteiisch.«

Der Junge lächelte, er sei schon immer auf der Seite der Schwächeren gewesen.

Agathe zog sich mit beiden Händen in die Höhe.

»Und ich bei den Starken.«

Eine andere Schwester trat auf, sie musste neu sein, ich habe diesbezüglich ein hervorragendes Gedächtnis. Auf den Stationen sind Piercings untersagt, daher sieht man in den Gesichtern junger Pflegekräfte heutzutage nicht selten abscheuliche Löcher, diese hier hatte das abscheulichste von allen, nämlich in der Nasenscheidewand, wie ein Ochse, hätte ich sie flachlegen wollen, hätte ich sie vorher zur Strafe an ihrem Nasenring ins Bett geschleift.

Ich konnte mir jetzt wirklich keinen Steifen erlauben.

»Am einfachsten wäre es, wenn die Ethiker uns erzählen würden, dass es ein Kind mit zwei Köpfen ist. Zumindest, dass man es so betrachten könnte. Das würde uns eine ungeheure Last von den Schultern nehmen.«

Der Junge sagte: »Werden sie aber nicht. Diese Kinder lachen miteinand', reden miteinand' und streiten miteinand', und ihr Wesen ist grundverschieden, en Gueten«, was auch immer das heißen mochte.

*

Es gibt verschiedene Gründe, warum ältere Männer willenlos auf junge Frauen reagieren.

Vor mir eine junge Coco, eine sehr junge Coco. Mit etwas Glück ist sie sechzehn, sie ist für die Jahreszeit völlig unpassend angezogen oder nicht angezogen, der ganze Auftritt ist unpassend, ich tue alles, nicht hinzusehen.

Ich frage: »Hi, wie geht's?« Ich lasse den Arm ruhen und hebe zum Winken nur die Finger, so habe ich es bei meinen Söhnen gesehen, das Mädchen lächelt, sie hat zwei Grübchen neben den Mundwinkeln und eines im Kinn. Obwohl sie kleiner als ihre Mutter ist, dürfte sie schwerer sein, und so viel sehe ich auf den ersten Blick: Das Fett sitzt an den richtigen Stellen.

Das Mädchen sagt: »Hi«, dabei dehnt sie die Silbe eine Spur zu lang, und es ist alles gesagt. Sie hat schon begonnen, mich zu verarschen, und jeder, der mit Jugendlichen zu tun hat, weiß, dieser Verarschungsprozess ist unumkehrbar. Der Kenner weiß aber auch, dass Verarschung nur die zweithöchste Stufe der Ächtung darstellt, darüber steht die vollständige Nichtbeachtung, wie sie das Mädchen in diesem Moment und wahrscheinlich grundsätzlich seiner Mutter zukommen lässt (es kann noch Jahre so weitergehen). So gesehen besteht eine gewisse Hoffnung, dass sie meine Anwesenheit begrüßt oder mich sogar lässig findet, vielleicht erweist sich der Jogginganzug heute Abend noch als Glücksfall.

Jemand muss etwas sagen, und ich möchte es auf keinen Fall sein.

Ich frage: »Wie heißt du?«

»Ruth.«

Niemand heißt heute mehr Ruth, ich werfe Coco einen Blick zu, die hat den Kopf zurückgelehnt und die Augen halb geschlossen.

»Und wie alt bist du?«

»Fast zwanzig.«

Coco öffnet die Augen: »Sie ist sechzehn.«

Ruth betrachtet mich unter langen, falschen Wimpern.

»Und Sie so zwischen siebzig und achtzig.«

Der Schmerz fährt in mich trotz Stoff, ein ganz erheblicher Schmerz, als hätte man mich mit der Nadel gestochen oder mit dem Dolch aufgespießt, etwas entweicht, und das

Vakuum füllt sich augenblicklich mit Bedeutungslosigkeit, abgewiesen zu werden von einer jungen Frau ist schlimmer als der Tod, letztlich läuft im Leben alles auf den Wunsch und die Notwendigkeit hinaus, sich fortzupflanzen. Aber was, wenn das vorbei ist, wenn sich die Mösen vor dir verschließen wie die Kelche der Mimose, wenn sie deinem Schwanz die Existenzberechtigung absprechen, und was wirklich bemerkenswert ist: Normalerweise hätte mir der Cocktail eine Phase vollkommener seelischer Schmerzfreiheit verschaffen sollen, eine Art Immunität jedweder Kränkung gegenüber, aber der Schlag ist so hart, dass er mich aus der Narkose erweckt. Sollte ich dieser Kindfrau noch einmal begegnen, worauf berechtigte Hoffnung besteht, muss ich die Dosis anpassen, ein wenig Luft nach oben ist noch.

Ruth: »Nein, Spaß, so um die sechzig.«

Ich warte, ob sie sich noch einmal korrigiert, sie ist ohne Zweifel ein noch schlimmeres Luder als ihre Mutter und für ihr Alter schon eine richtig fiese Schlampe, ihr Mund ist klein und scharlachrot, ihre Lippen stehen etwas offen, ich sehe die mittleren Schneidezähne, sie sind etwas zu lang.

Ich bin gerührt, und leider nicht nur das. Dazu trägt bei, dass Ruth mich an Mimoza erinnert, obwohl sie ein hellerer Typ ist. Ich tröste mich mit dem Gedanken, dass ich nicht der erste reife und bedeutende Mann bin, dem Derartiges zustößt, die Bibel und die Kunst sind voll von uns.

Coco: »Bernhard ist Ende sechzig.«

Ruth blickt auf ihr Handy, vielleicht hat sie ihre Mutter nicht gehört, oder sie will sie nicht hören.

Ich stehe auf und rücke den dritten Sessel zwischen Coco und mich, er ist sehr schwer, ich muss von hinten schieben.

Es gibt verschiedene Gründe, warum sich reifere Männer zu deutlich jüngeren Frauen hingezogen fühlen. Ich bin Arzt, Schwerpunkt Kinderherzen, und seit Langem autodidaktischer Sexologe, ich habe das Phänomen Lolitakomplex von allen Seiten beleuchtet, unter anderem auch, um mich selbst besser zu verstehen.

Um gleich mit einem Irrtum aufzuräumen, und dieser macht den Männern das Leben wirklich schwer: Die Vorliebe für wesentlich jüngere Sexualobjekte ist per se nicht strafbar, und ich meine wirklich wesentlich jünger. Theoretisch und juristisch betrachtet dürften Ruth und ich ein Paar werden.

Wenn ich nach links blicke, sehe ich Mutter und Tochter im Profil, es ist quasi identisch, nur wo Alter und Alkohol auf Cocos Gesicht Spuren hinterlassen haben, Augenlider, Ohrläppchen, Hals, ist alles bei Ruth von einer taufrischen Glätte, eine Frucht, wie man sie im Garten nur im Frühsommer sieht.

Der Anblick hat Männer Jahrtausendelang um den Verstand gebracht und zu den unglaublichsten Kunstwerken inspiriert, und im ungünstigeren Fall ist ein Mann nicht einmal in der Lage, ihn bei einer gleichaltrigen Frau hochzukriegen. Dummerweise bekomme ich ihn weder bei der einen noch der anderen wirklich hoch, aber wenn ich die Wahl hätte, würde ich ihn natürlich lieber bei einer Jungen nicht hochkriegen als bei einer Alten.

Ruth starrt geradeaus, ob sie mit fünfzig so schön wie ihre Mutter sein wird, ist fraglich, das Fett verleiht ihr jetzt einen rosigen Schimmer, bedauerlicherweise wird sie, um es später wieder loszuwerden, die Kraft und Zähigkeit eines Sisyphus brauchen, und zwar lebenslang, und die hat sozusagen keine Frau.

Im Sitzen rutscht ihr Röckchen etwas weiter nach oben, und eine hormonelle männliche Kettenreaktion ist in Gang gesetzt, sie ließe sich jetzt nur noch durch ein Ereignis biblischen Ausmaßes unterbrechen, einen Anruf vom Chef oder eine kalte Dusche oder eine Ohrfeige von Coco, oder eben durch einen Orgasmus, nichts von alledem passiert.

Ruth: »Worüber habt ihr geredet?«

»Über kleine dicke Philosophen, die vor zweitausend Jahren immer nur Party machen wollten.«

Ruth greift nach dem Glas ihrer Mutter, setzt es an die Lippen, Coco öffnet die Augen, sie richtet sich auf, blitzschnell ist ihre Hand auf Ruths. Ruth sieht mich an, ziemlich sicher erwartet sie Beistand, vielleicht entwickelt sie schon jetzt eine Gerontophilie, eine erotische Hingezogenheit zu alten Männern (bedauerlicherweise ist der Begriff *Greis* als Terminus technicus aus der Psychiatrie noch immer nicht wegzudenken), und das kommt mir sehr gelegen, denn zu einer straffreien Liebesbeziehung zwischen einer Teenagerin und einem fast Siebzigjährigen kommt es, wie gehabt, nur in gegenseitigem Einvernehmen und ohne dass Entgelt geleistet wird, und genau das zeichnet sich hier ab. Tiefenpsychologisch dürfte die Ursache ihrer Hingezogenheit zu mir als Vaterfigur in einer tiefsitzenden Angst vor der Sexualität des erwachsenen Mannes liegen (im Prinzip berechtigt). Indem sie den älteren Mann begehrt, hält Ruth an den Trieben eines kleinen Mädchens fest, an ihren kindlichen Bedürfnissen und an der Bindung an ihre Eltern.

Ein echter Vater ist nicht in Sicht.

Ich: »Ein anderes Mal, Ruthchen.«

Sie lässt das Glas los.

Coco: »Sieh mal einer an, wir heißen *Ruthchen*.«

Von meinem Sessel aus beobachte ich das Spiel dieser beiden Frauen, sie sind Rivalinnen geworden, der Preis ist der Mann.

Ich möchte mich gar nicht entscheiden müssen zwischen Mutter und Tochter, für einen Moment ziehe ich einen Dreier in Erwägung, meine Fantasie ist farbig und konkret, wir befinden uns auf dem großen Bett in Cocos Schlafzimmer, die Frauen bemühen sich hingebungsvoll um mein Wohlbefinden, und weil zu befürchten ist, dass Ruthchen auf konventionelle Weise ihre Jungfräulichkeit schon eingebüßt hat, kümmere ich mich um die unkonventionelle Weise, das Unabdingbare nimmt seinen Lauf.

Coco: »Noch einen Philosophen, und dann Schluss für heute.«

Ihr scheint die Begeisterung für meine Themen auszugehen, vielleicht nimmt sie mir auch meinen Blick unter Ruthchens Rock übel. Damit gilt es, die restliche Zeit zu nutzen, eine zweite Chance bekomme ich nicht. Nicht bei einer Sechzehnjährigen.

Ruthchen hält den Kopf schräg und betrachtet mich, ich ziehe den Bauch ein, das rückt die Ausbuchtung in meinem Schritt in ein noch besseres Licht.

»Machen wir einen Sprung von zweitausend Jahren. Nietzsche.«

»Der Frauenhasser.«

Immerhin hat Ruthchen den Namen schon einmal gehört.

»Etwas von Zarathustra.«

Ich besinne mich, und sofort macht Cocos Hand eine kreisende Bewegung wie ein Schwungrad, man kennt diese Geste, um einen Langweiler anzutreiben, die andere Hand wandert zur Flasche.

»Zarathustra sagt, Sterben sei das Beste von allem, aber es muss im Kampf sein, und es muss dabei eine große Seele verschwendet werden.«

Ruthchen kratzt sich den Rücken, ihre Fingernägel sind verschiedenfarbig lackiert: »Hä?«

»Wir sollen sterben, solange wir noch was hermachen.«

Je weiter der Blutspiegel sinkt, desto schwerer fällt es mir, an ihre Leibhaftigkeit zu glauben, ich muss mich beeilen.

»Er sagt, man müsse aufhören, sich fressen zu lassen, solange man noch schmeckt.«

»Das bedeutet, ihr sollt das Verfallsdatum im Blick behalten?«

Ruth denkt tatsächlich nach, dabei bildet sich eine winzige Falte zwischen ihren Brauen.

»Geil.«

»Einen Satz noch«, zu einem gebildeteren Publikum hätte ich *Exzerpt* gesagt. »Zarathustra sagt, er lobe sich seinen Tod, und zwar den freien Tod, der kommt, wann er, also Zarathustra, es will.«

Ruthchen ist lebhaft geworden, sie hopst auf ihrem Sessel, alles an ihr hopst mit.

Sie sagt noch einmal: »Geil. Er will, dass die Alten sich selbst abschaffen.«

»Nicht unbedingt die Alten. Jedenfalls nicht nur. Man kann auch jung sein und nichts Bedeutendes zu sagen haben.«

In der Regel nehmen psychisch gesunde Sechzehnjährige Unverschämtheiten nicht persönlich oder beziehen sie nicht einmal auf sich selbst, zu dieser Indolenz verhelfen ihnen Trotz oder Dummheit, es ist zu befürchten, dass in Ruthchens Fall beides zutrifft.

Den väterlichen Freund schreckt ihre Schlichtheit nicht,

ganz im Gegenteil, denn er beabsichtigt, die Arznei zur Verfügung zu stellen, die Erziehung, oder, wo nötig, die Züchtigung durch seine Rute; er kann ein strenger Lehrmeister sein.

Dass er dabei von Potenzängsten und Gefühlen der Minderwertigkeit getrieben wird, dass er seine Partnerwahl an der Unschuld ausrichtet, um sich jedenfalls vergleichsweise überlegen zu fühlen, ist wahrscheinlich. Er traut sich nicht zu, von jemand anderem als einem Kind Zärtlichkeit einzufordern.

Aber im Grunde trifft der Begriff *pädophil* auf mich auch gar nicht zu, wenn überhaupt, bin ich ein Neoterophiler mit sexueller Vorliebe für fünfzig Jahre jüngere Frauen, Möpse sollten sie schon haben, und ich möchte noch einmal betonen, dass die Neoterophilie straffrei ist, solange die Mädchen ihren vierzehnten Geburtstag hatten, solange sie einwilligen, sich nicht prostituieren und kein sonstiges Abhängigkeitsverhältnis besteht. Außerdem stoße ich ja die Alten nicht von der Bettkante, auch wenn sie nicht erste Wahl sind.

»So, meine Lieben«, Coco steht auf.

Ruthchen: »Ich muss auch los.«

Coco beugt sich herab, überraschenderweise küsst sie Ruth auf den Scheitel, Ruths Haar ist ein Desaster, aber am Nacken und über der Stirn ringeln sich kleine Daunen, wie sie nur Kinder haben. »Du bist um Mitternacht hier.«

Ich kann mein Glück nicht fassen, diese zwei nebeneinander zu sehen, das Beste ist, sie sind sich ihrer Schönheit nicht bewusst, die Knospe und die späte Blüte, jedenfalls nicht in diesem Moment, ich will ihr Gärtner sein, ich will sie gießen und bestäuben.

Es klingelt an der Tür, dabei ist es schon nach zehn, und mein Geständnis geht unter.

Ruthchen schiebt ihre Mutter beiseite, dies mit einem Feuer, das ihr nicht zuzutrauen war (gerade wollte ich die beiden umarmen), sie läuft in Richtung des Eingangs.

Die Konstellation mag Ihnen unwahrscheinlich vorkommen und sie ist es auch, andererseits ist die Hauptstadt nichts anderes als eine Agglomeration von kleinen, beschissenen Dörfern, und jeder kennt jeden.

Falls die letzte Stunde ganz oder teilweise das Produkt einer drogeninduzierten Psychose ist, folgt jetzt der schmerzhafte Teil, denn jede Psychose endet schrecklich. Und falls nicht, ist das Ende trotzdem schrecklich, denn ich höre eine Männerstimme, und ich höre Männerschritte. Der Typ, der die Veranda betritt, ist bei Weitem nicht so gutaussehend wie ich, aber er ist mein Sohn.

*

Das klinische Ethik-Komitee tagte in einem Konferenzsaal ein Stockwerk unter der Chefetage direkt unter meinen Räumen, wie diese nach Norden ausgerichtet, der Einzige, der sich dort wohlfühlte, war Aspergillus niger, der schwarze Schimmelpilz, er wächst ab sechs Grad Celsius, die Angehörigen der Kommission schnüffelten, nur ich nicht, ich nahm den erdigen, muffigen Geruch nicht mehr wahr, auch nicht an mir selbst.

Es handelte sich um einen circa achtzig Quadratmeter großen Raum, gruppiert um einen grauen Resopaltisch graue Drehstühle, deren Sitzflächen bestanden aus einem feinmaschigen grauen Netz von einer gewissen Elastizität, von Vorteil für fette Ärsche (aufgrund des fortgeschrittenen Alters der Führungsriege in der Mehrheit). Die Rollen der Stühle sind wegen der Fettwänste breit und weich ummantelt, dies dient der Schonung des Teppichbodens, problematisch wird es, wenn der Sitzende über hundertzwanzig Kilo wiegt, unter dem hohen Druck beginnen die Rollen zu schmelzen, ihr Kunststoff verbindet sich unwiderruflich mit den synthetischen Fasern der Auslegware, es entstehen unschöne Löcher.

Ich saß am Kopfende, das schien mir die natürliche Ordnung, und niemand hatte Protest erhoben, rechts und links von mir zwei leere Stühle, und auf den übernächsten Platz hatte das Schicksal den Geistlichen gespült, und dem Geistlichen gegenüber Schweingruber, Privatdozentin für Kinderkardiologie, wie gewohnt versteckte sie ihre Titten unter einem Oversize-Strickpullover, es war nicht einmal auszuschließen, dass sie gar keine hatte, aber stricken konnte sie, vielen Ärztinnen fehlt nach der 24-Stunden-Schicht die Kraft für das Geschlechtliche, manche handarbeiten, andere kochen, aber die meisten sitzen vor dem Bildschirm, und falls sie zu frigide sind, sich einen Porno reinzuziehen, wovon in der Regel auszugehen ist, gibt es Netflix, vor allem unter Ärztinnen sind Serien beliebt, vielen verschafft es inneren Frieden, auf dem Bildschirm vorwiegend Männer ins Messer laufen zu sehen.

Die Schweingruber hatte ihr kurzes Haar noch kürzer geschnitten, richtig kurz, wahrscheinlich war sie einfach mit der Haarschneidemaschine drübergegangen, sie hatte auch aufgehört, sich die Augenbrauen zu zupfen, sie ähnelte immer mehr einem Mann, ich musste zugeben, die Strategie könnte beruflich aufgehen, in gewisser Weise respektierte ich sie sogar für diesen Einfall.

Ich wartete, alle warteten, Notizblock und Handy lagen vor mir auf dem Tisch, diese Tina rief einfach nicht zurück, selbstverständlich hatte sie meine Nummer, an der Schweingruber gab es auch nichts weiter zu entdecken, daher versuchte ich, mit dem Fingernagel ein B in den Resopaltisch zu ritzen, Resopal besteht aus Pappe verschiedener Beschaffenheit und Farbe, sie wird mit Harz versetzt und unter gewaltigem Druck zu einer Platte gepresst und ist außerordentlich hart, es ist sozusagen unmöglich, Resopal zu durchdringen, des Weiteren ist es feuerhemmend, es hat nur einen Nachteil: Es ist hässlich wie Hühnerhaut.

Jedenfalls hinterließ mein Fingernagel nicht den kleinsten Kratzer, also begann ich, die Runde etwas näher unter die Lupe zu nehmen.

Die Auswahl, die der ärztliche Direktor (Knecht) getroffen beziehungsweise abgesegnet hatte, war insgesamt vernünftig, Knecht war nicht ganz so beschränkt und schwachbrüstig wie mein direkter Vorgesetzter Ferdinand, ein Ärztlicher Direktor steht dem gesamten Universitätsklinikum vor, ein Klinikdirektor nur einer Fachschaft, zum Beispiel stand Ferdinand der Abteilung für Kinderherzchirurgie vor, und ich war sein Stellvertreter, weiter würde ich es, wie zuvor erwähnt, nicht bringen, und damit hatte ich Barbie sehr enttäuscht.

Auf Schweingrubers Tischseite der Radiologe, der Kinderarzt und die Juristin, auf der anderen Seite (neben dem Geistlichen) mein Freund Martin. Neben der Chirurgie würde der Anästhesie die schwierigste Rolle zufallen, wie narkotisierst du zwei Kinder, die sich einen Kreislauf teilen, aber verschiedene Voraussetzungen bieten, die Operation zu überleben, weil ihre Gehirne und Herzen auf dieselbe Dosis eines Narkotikums ganz unterschiedlich reagieren oder sogar daran zugrunde gehen würden. Natürlich ließe sich von Anfang an die große gemeinsame Arterie unterbinden, um den Übertritt des Propofols von dem einen Kreislauf in den anderen zu verhindern. Dann aber bräuchte Alma gleich zu Anfang eine ECMO, eine Maschine, die ihre Herz- und Lungenfunktion übernähme, und von der sie nie wieder loskommen würde, das hieße nichts anderes, als sie gleich zu Beginn abzuschreiben, und genau das wollten wir nicht.

Schlimmstenfalls wären am Ende des Eingriffs zwei Kinder tot, und Martin hätte seinen Teil dazu beigetragen, obwohl er nicht wirklich etwas dafür gekonnt hätte. Es gibt einfach Grenzen unserer Kunst, trotzdem würde überall auf der Welt in den Zeitungen und auf den Bildschirmen sein Name stehen und dass er es verkackt hätte, es braucht immer einen Schuldigen (oder in dem Fall zwei, denn jede Fachrichtung musste doppelt vertreten sein, besser noch dreifach, aber dreifach konnten wir uns nicht leisten; so oder so würden wir in den Sekunden nach der Trennung das Kind mit der geringeren Lebenserwartung in den zweiten OP schaffen, oder das, was von ihm übrig wäre).

Obwohl die Wahrscheinlichkeit sozusagen bei null Prozent lag, dass dieses Kind, nämlich Alma, den Eingriff überleben würde, musste man schon aus Gründen der Ethik und für die Presse so tun, als bestünde auch für sie ein Rest von Hoffnung, wohingegen Agathes Chancen wirklich gut standen, schließlich machte man den ganzen Zirkus ja für sie.

Neben Martin saß der Ethiker.

Viele Gesichter kannte ich, es kam häufig vor, dass man gemeinsam operierte (in dem Fall war ich außerordentlich bedacht, meinen eigenen Propofolkonsum im Blick zu behalten, Neurologen und Intensivmediziner zum Beispiel lassen sich kaum hinters Licht führen, sie haben gelernt, kleinste Verhaltensauffälligkeiten zu registrieren). Die tüchtige Verwaltungssekretärin (man sah sie nie ohne Stilettos) hatte kleine Schilder ausgedruckt und gefaltet und zusammen mit den Wassergläsern verteilt, da saßen Vertreter der Immunologie, Urologie, Angiologie, Thoraxchirurgie, Dermatologie (weiblich), Psychiatrie (weiblich) und Pneumologie, der Plastischen Chirurgie (dunkelhäutig) und Anatomie, der Gastroenterologie, Orthopädischen Chirurgie, Gefäßchirurgie, Gynäkologie (weiblich) und Neurologie, Neurochirurgie, Kinderchirurgie, Kinderpsychiatrie (weiblich, kleinwüchsig), Herzchirurgie, Infektiologie, Intensivmedizin und Nephrologie, eine Schreibkraft und am anderen Tischende Silvie und Luc, sie schienen sich einen der depperten Drehstühle zu teilen, so nah saßen sie beieinander, neben ihnen ein weiterer Schwarzer, vermutlich der Übersetzer.

Ich hoffte, die meisten würden die Klappe halten.

Jeder Mann, der sich für eine Weile in einem Raum befindet, hält gleich beim Betreten oder spätestens in den ersten Minuten Ausschau nach der schönsten Frau und lässt sie nicht mehr aus den Augen, man könnte auch sagen, sein Blick kriecht in sie hinein, und wenn er ein normaler, erwachsener, gesunder Mann ist, hat er binnen kürzester Zeit Visionen von ihren nackten Brüsten, ihrer Muschi und ihrer Kiste. Er ist nicht wirklich erregt, sein Schwanz ist höchstens ein bisschen steif, ein Punkt auf einer Härteskala von eins bis zehn (im äußersten Fall brachte ich es damals noch auf sieben), es ist eher eine Art Ungläubigkeit, dass die ihm gegenüber Sitzende tatsächlich echte Titten usw. hat und nur eine dünne Schicht Seide ihn davon trennt, und vielleicht wird es dann doch eine zwei auf der Härteskala (die zehn erreichen auf diese nicht-haptische Weise nur Teenager). Leider war die Auswahl nicht sehr groß, irgendwann fangen hochqualifizierte Frauen zuverlässig an, sich zu vernachlässigen, jedenfalls gilt das für die meisten Ärztinnen.

Am ehesten kam noch die Büchel in Frage, gewissermaßen als das kleinste Übel, sie war groß (ca. eins fünfundsiebzig, größer durfte eine Frau auf keinen Fall sein, schon gar nicht über eins achtzig. Ich hatte nie verstanden, wie sich kleinere Männer zur Lachnummer machen konnten, indem sie größere Frauen vögelten und zwangsläufig irgendwann heirateten, den französischen Präsidenten Nicolas Sarkozy zum Beispiel hatte ich immer dafür verachtet, mit dieser Carla Bruni im Arm die Weltbühne zu bespielen, eigentlich hielt nämlich sie ihn im Arm, nur ein tragisches Beispiel von vielen).

Die Büchel dürfte in Tinas Alter sein, sie hatte sich aber besser gehalten oder verstand es, sich zu konservieren, wahrscheinlich soff sie auch weniger. Sie hatte blonde Strähnchen, dagegen war heutzutage nichts mehr einzuwenden, ihre Nase war groß, auch das störte niemanden mehr, es war sogar in Mode, auch der Mund eine Spur zu groß, geschminkt (immerhin benutzte sie Lippenstift). Ihr Körperbau war kräftig, und ich sah sie mich schon reiten, in dem Moment blickte sie auf, hob die Hand, winkte mir zu, denn außer dass sie begabt war, war sie immer eine gute Schleimscheißerin gewesen, wenn es sein musste, und dass ich hier das Sagen haben würde, schien ihr nicht entgangen zu sein.

Der Ärztliche Direktor trat ein.

Sogar in Schweingrubers Augen glommen Respekt und Furcht, ich beneidete Knecht, so weit hatte ich es nie gebracht (und würde ich die Schweingruber jemals ins Bett kriegen, nicht dass das wahrscheinlich war, bekäme sie für ihre Respektlosigkeit allerhand Hiebe auf Pussy und Arsch). Knecht trat hinter mich, er war ein Riese, etwas über zwei Meter, er sagte: »Meine Damen und Herren Kollegen, wir wissen alle, diese Trennung ist für unser Klinikum eine Sache von außerordentlicher Wichtigkeit. *Das* Ereignis der vergangenen Jahrzehnte. Ich sage nur zweierlei: Jeder Fehler, den wir uns erlauben, wird durch die Presse gehen, und dann rollen Köpfe. Wenn Sie nicht wollen, dass es Ihrer ist, sorgen Sie dafür, indem Sie alles geben. Zweitens: Ich übertrage die Leitung der Planung und Durchführung Herrn Kollegen Rohr.« Er legte mir die Hände auf die Schultern, jede wog zehn Kilo oder zumindest schien es mir so.

»Unsere besondere Wertschätzung gilt denjenigen Kollegen, die wir hier nur selten sehen, den Professoren Büchel und Paulus sowie Titularbischof Ranz, Dank auch an die protokollierende Schreibkraft«, er klatschte zweimal in die Hände: »Los, los«, mit einem Blick auf die drei Kongolesen am anderen Tischende: »Allons-y!«, er beugte sich an mein Ohr: »Ich erwarte in nächster Zeit zweimal täglich Ihren Bericht.«

Der Übersetzer hatte darauf verzichtet zu übersetzen, ein sensibler Mann, wie es schien, Silvie redete auf ihn ein, er sagte ein paar Worte, mir wurde klar, seine Aufgabe während der nächsten Stunden würde nicht vorwiegend darin liegen zu übersetzen, sondern das Schlimmste *nicht* zu übersetzen.

Der Ärztliche Direktor war abgezogen, natürlich war ich auf diesen Moment vorbereitet, denn gerade weil mich alle für einen Hurenbock hielten, machte ich meine Hausaufgaben. Aller Augen ruhten auf mir, ich sagte: »Guten Tag. Vielen Dank für Ihr Kommen, ausdrücklich auch an die Eltern unserer kleinen Patientinnen, Madame und Monsieur Lubaki, und ich möchte Ihnen versichern, Silvie und Luc, dass Sie hier ausführlich gehört werden und das letzte Wort haben werden«, und das meinte ich wirklich, nur war zu hoffen, dass wir sie bis dahin weichgeklopft haben würden.

»Die weiteren Honneurs erspare ich uns aus Zeitgründen.«
Nach Jahren als Primus inter Pares fiel mir die Rolle in den Schoß.

Silvie sagte etwas, der Übersetzer hob die Hand, er sagte: »Madame Lubaki bittet, sie nicht zu paternalisieren.«
Silvie beugte sich wieder vor, sie trug eine mittelblonde Perücke, das Kunsthaar zu Zöpfchen geflochten, manche von ihnen blonder als andere. Der Übersetzer sagte, nur weil Luc und sie aus dem Kongo stammten, seien sie keine Dorftrottel.

»Madame und Monsieur Lubaki werden ihre Entscheidung über die Trennung ihrer Zwillinge nach Anhörung und Abwägung aller Argumente mitteilen, und sie weisen bereits jetzt darauf hin, dass sie im Zweifelsfall einen Anwalt zurate und auch eine einstweilige Verfügung in Betracht ziehen werden, wenn sie den Eindruck gewinnen, ihre Kinder könnten Opfer des Postkolonialismus werden.«
Spätestens jetzt war klar, dass die Worte des Übersetzers nicht auf Silvies Mist gewachsen waren, Büchel kritzelte etwas auf ihren Block.

»Frau Sachverständige Büchel, möchten Sie Stellung nehmen?«

Büchel sah mich und den Übersetzer an.

»Wenn sich der Herr Übersetzer, wie ist der werte Name?«

»Dr. Kabamba.«

»Wenn Sie so freundlich wären, nur die Worte der Eltern zu übersetzen und auf eine Interpretation zu verzichten, Herr *Doktor* Kabamba.«

Der Doktor faltete die Hände, er legte sie auf den Tisch, gepflegte, weiche Hände, und ich fragte mich, welche Gefälligkeit man in der Demokratischen Republik Kongo für einen akademischen Titel erbringen musste.

Ich sagte streng: »Wir gehen vor wie folgt: Zuerst erheben wir Befund und Prognose, welche Beschwerden liegen bei Zwilling 1 und welche bei Zwilling 2 vor. Zur Erinnerung, 1 ist die starke Schwester, sie liegt rechts, 2 ist die schwache, links, aus Gründen der Praktikabilität verzichten wir auf den Gebrauch der Namen. Also, wie sind die Therapiemöglichkeiten, wie ist die Lebenserwartung und welches sind im Falle eines Eingriffs die Überlebenschancen, falls es sie gibt? Bitte in aller Kürze, es geht hier nicht darum, wissenschaftlich zu brillieren.«

Es war sehr still, nur die Älteren und Übergewichtigen schnauften, sie schnaufen rund um die Uhr, allerdings fällt es aufgrund der Nebengeräusche normalerweise keinem auf, im Schlafzimmer aber sehr wohl, ich war von meinen Affären verschiedentlich darauf hingewiesen worden.

Silvie schniefte auch, sie schniefte aus anderen Gründen, diesmal hatte der Übersetzer anscheinend ganze Arbeit geleistet und meine Formulierung (»Überlebenschancen, falls es sie gibt«) in das sauberste klinische Französisch übersetzt.

Hinter mir erschien die Verwaltungssekretärin, sie schenkte Mineralwasser nach, ich dankte mit einer kurzen Berührung ihrer Hand.

»Stellen Sie sich vor Ihrem Beitrag für das Protokoll in einem Satz mit Namen und Fachbereich vor.« Die Form musste gewahrt bleiben.

Erwartungsgemäß meldete sich als Erste die Schweingruber: »Schweingruber, Kinderkardiologie.« Sie klang wirklich wie ein Mann.

»Verkürzt gesagt, wir haben es mit einem ganzen und einem halben Herzen zu tun, das halbe gehört, wie Sie sich denken können, Zwilling 2. Es hat nur eine Kammer, deren Auswurf ist vollkommen ungenügend, darum ist der Herzmuskel permanent unterversorgt wie kurz vor einem Herzinfarkt.« Sie war in ihrem Element, und sie sprach frei, man sagte, sie studiere jeden noch so kleinen Beitrag vorher ein, sie behalte jeden ihrer Zuhörer im Blick und versichere sich seiner Aufmerksamkeit, und tatsächlich, sie verzichtete nicht einmal darauf, mich anzusehen.

Ich fürchtete mich vor diesen ungeschminkten und stechenden Augen, auf demütigende Weise nagte die Tatsache, dass Schweingruber es nicht für nötig hielt, sich zu pflegen, an meinem natürlichen Überlegenheitsgefühl, sie unterwarf sich weder intellektuell noch sexuell, wie sollte ich da meine Rolle als fachlicher und männlicher Usurpator spielen.

»Die Dramatik dessen ist allen klar?«

Einige Kollegen nickten, eher wenige, letztlich lässt sich kein Mann gern von einer Frau belehren.

»Der Lungenkreislauf von 2 ist vollkommen anomal, sowohl der arterielle Zufluss als auch der venöse Abfluss, ihre Lunge ist unterversorgt und darum permanent entzündet, auch der übrige Körper von 2 bekommt zu wenig Sauerstoff ab, ihr Herz besitzt sozusagen keine Aorta.«

Man sah, die Büchel versuchte zu folgen, jedenfalls kritzelte sie ununterbrochen auf einen Block, ihre große Nase berührte fast das Papier, mir gefiel diese Nase wirklich, gelegentlich erfasst mich ein Überdruss angesichts all der Perfektion, die sich operativ schaffen lässt, dann erregt mich das Unvollkommene.

Die Büchel hob den Finger, sie sagte: »Dr. jur. Dr. phil. Büchel, Freie Universität. Meine Frage mit der Bitte um Erklärung, verständlich auch für eine Nichtmedizinerin: Was ist mit dem Herzen von Zwilling 1?«

Schweingruber: »Danke für die Frage.«

Ich zog für einen Moment in Betracht, die Schweingruber könne lesbischer sein, als ursprünglich angenommen, oder sogar beide, Schweingruber und Büchel, vom erotischen Standpunkt aus betrachtet eine zwiespältige Vorstellung.

Schweingruber: »Das Herz der stärkeren Zwillingsschwester ist anatomisch und physiologisch voll leistungsfähig, sogar so leistungsfähig, dass es von Geburt an zwei Organismen mit sauerstoffreichem Blut versorgt hat, jedenfalls mehr oder weniger. Ein Gefäß namens Arteria mesenterica superior oder obere Eingeweidearterie, das normalerweise eine andere Rolle spielt, hat sich zu einer Art Kurzschluss vorbei am insuffizienten Herzen der schwächeren Schwester entwickelt.«

Daraufhin die Büchel: »Verstehe ich also richtig, dass Zwilling 2 essenziell auf den Kreislauf ihrer Schwester angewiesen ist?«

Martin erhob sich andeutungsweise: »Breusch, Anästhesie, zu Ihnen, Frau Büchel: Sie haben den Nagel auf den Kopf getroffen. Das ist Vampirismus im wörtlichen Sinne.« Es kam selten vor, dass er sich im Ton vergriff, er musste mehr mit sich ringen, als ich angenommen hatte.

Paulus, Direktor des Instituts für Ethik, klopfte mit dem rechten Zeigefinger auf die Tischplatte, der Fingerrücken war rotblond behaart, abgesehen davon war der Mann kahl: »Klaus Paulus, Ethik der Medizin, können wir uns darauf einigen, scherzhafte Bemerkungen, die die Patienten in die Nähe von Tieren oder Fabelgestalten rücken, zu unterlassen?«

Schweingruber: »Leute«, sie klang gereizt, und ich verstand, dass sie sich auf einem Kreuzzug gegen all jene Männer befand, die ihr niemals das Wasser würden reichen können, und das waren die meisten. Sie fuhr fort: »Wie auch immer, Zwilling 2 hätte keinen Tag gelebt ohne Zwilling 1, und wird auch zukünftig, wenn wir hier fertig sind mit unserer Arbeit, keinen Tag mehr leben.«

Zuerst Stille, nur das Flüstern des Übersetzers, dann vom anderen Ende des Tisches ein hoher, langer Laut wie von einem Wolf, dieser hier hatte den niedrigsten Stand innerhalb des Rudels, *Omega Wolf,* Luc wartete nicht darauf, dass seine Worte übersetzt würden, er rief, und dabei sah er auf merkwürdige Weise durch alle Anwesenden hindurch: »Pouvez-vous nous donner des noms à mes enfants au lieu des chiffres, s'il vous plaît?«

Der Übersetzer: »Könnten Sie seinen Kindern Namen geben statt Nummern?«

Luc war mir nicht unsympathisch, aber man musste die Kirche im Dorf lassen, hier ging es um Fakten, nicht um Gefühle, oder nur am Rande um Gefühle, ich sagte: »Nummern sind in der Wissenschaft üblich, damit es keine Verwechslungen gibt«, das stimmte sogar.

»Peter Ranz, Titularbischof, und damit Sie nicht fragen müssen: Das ist ein Bischof ohne Diözese, aber er hat genügend andere Aufgaben.«

Ranz war groß und ebenfalls rothaarig oder es gewesen, Kopfhaar war ausreichend vorhanden, gleichermaßen in den Ohren und der Nase.

Er beugte sich über den Tisch: »Silvie, Luc, bedenken Sie, dass die Bibel den Söhnen ihrer Heiligen ebenfalls Nummern gegeben hat.«

Der Übersetzer schien Emphase in seine Übersetzung zu legen, jedenfalls nickten Silvie und Luc, sie schienen vorerst besänftigt.

Mir und allen anderen am Tisch, die nicht ganz stumpfsinnig waren, wurde in diesem Moment etwas klar, nämlich dass es zwingend notwendig war, den Geistlichen auf unsere Seite zu ziehen, nur der würde Silvie und Luc zur Vernunft bringen können. Ich nickte ihm zu.

Paulus sah mich an, er sagte: »Herr Vorsitzender, ich muss Sie bitten, Zeichen von Zustimmung oder Parteinahme zu unterlassen, dieses ist und bleibt eine Sitzung mit offenem Ausgang, so lange, bis die Entscheidung gefällt ist«, vielleicht nahm er sich ein bisschen zu wichtig.

Monika, die Fachbereichsleiterin Kongo, an deren Pussy ich mich beim besten Willen nicht erinnern konnte, und das, obwohl sie am Tisch die Einzige war, die ich schon gebumst hatte, fragte: »Entscheidung per Abstimmung oder wie?«

Sie war eben doch ein Trampel, sie vergaß, sich vorzustellen, andererseits: Wen interessierte ihr Name?

Paulus sagte: »Nein. Das hier ist kein Tribunal.« Er drehte den Kopf in Richtung der Kongolesen, er sagte: »Es entscheiden allein die Eltern«, und wenn ich jemals einen Ausdruck von Überraschung gesehen hatte, dann lag er, nachdem Kabamba übersetzt hatte, auf den Gesichtern von Silvie und Luc, so gesehen war Monikas Frage vielleicht gar nicht so dumm gewesen, jedenfalls machte sich zum ersten Mal eine Art Frieden am anderen Tischende breit.

Ich fragte: »Kann der Kinderarzt etwas zum momentanen Zustand der Patientinnen sagen?«

Vontobel wusste genau, er war hier der Schönste, außerdem halten alle Frauen Schweizer für Millionäre, was über den Daumen gepeilt stimmen dürfte, aber in Sepps Fall nicht, sein Oberarztgehalt war dürftig, so war es nun mal in Deutschland (und mit wenigen Ausnahmen in der ganzen westlichen Hemisphäre), ich verdiente nur deswegen mehr, weil ich mir die Privatpatienten selber zuschusterte, das ist nicht ganz legal, aber jeder Klinikdirektor tut es.

Sepp stellte sich vor: »Vontobel, Sepp.« Wie alle Schweizer hatte er die lustige Angewohnheit, den Nachnamen seinem Vornamen voranzustellen, er strich über sein iPad (außer schön war er auch noch modern): »Zwilling 2 ...«, er sah zu Silvie und Luc, »... Alma leidet an einer permanenten Sauerstoffuntersättigung, die beiden liegen seit gestern auf Intensiv, in Almas Arm hatten wir heute Mittag zwischen dreißig und vierzig Prozent Sauerstoffsättigung.«

Er vergewisserte sich in der Runde allgemeiner Aufmerksamkeit, er sagte: »In ihrem Bein neunzig Prozent.«

Ich ergänzte für Monika und die anderen Schwachköpfigen: »Somit hängen alle drei Beine an Zwilling 1.«

Sepp: »Wir können uns zwei davon für Zwilling 1 aussuchen.«

Am Ende des Tisches entstand Unruhe, der Übersetzer

sagte: »Madame Lubaki möchte wissen, ob Sie in der Lage sein werden, das dritte Bein an Alma anzuschließen, und ob sie ...«, Silvie flüsterte, der Übersetzer sagte: »... und ob das, was normalerweise zwischen den Beinen einer Frau ist, bei beiden vorhanden sein wird.«

Niemand sagte etwas, Lucs Augen waren jetzt nicht mehr weiß, sondern rot, noch nie hatte ich bei einem gesunden Menschen derart rot unterlaufene Augen gesehen.

Ich sagte: »Silvie, Luc, bitte verstehen Sie doch. Wenn wir Ihre Mädchen trennen, ist die Wahrscheinlichkeit, dass Alma überlebt, sozusagen null.«

Ich hatte gelernt, die Angehörigen todgeweihter Patienten direkt anzusehen, anfangs bereitet das jedem Arzt Schwierigkeiten, übergangsweise wird geraten, den Betroffenen auf einen Punkt zwischen den Augen zu starren. »Agathe hat einen Geschlechtsapparat und Alma hat keinen. Bedauerlicherweise wird sie auch keinen benötigen.«

Das war nicht sehr nett von mir gesagt, und ich wusste es; wie oft hatte Barbie meine fehlende Empathie beklagt. Ranz faltete wieder die Hände, er holte Luft, er schien zu einem Sermon anzusetzen.

»Moment, Herr Bischof, erst noch mal Monsieur Lubaki«, Kabamba war wirklich eine Nervensäge, »Monsieur Lubaki möchte eine klare Ansage von Ihnen, dem verantwortlichen Chirurgen, ob im Falle einer Trennung Alma sterben wird. Kein *höchstwahrscheinlich*, kein *sozusagen*.«

»Ja. Alma wird sterben. Aber auch im Fall, dass es keine Trennung gibt. Nur dass Agathe dann auch stirbt. Es müsste schon ein Wunder geschehen.«

Der Bischof löste seine Bethände, er sagte: »Wunder gibt es immer wieder!« Luc zog Silvie in seinen Arm.

Die Sekretärin schob ein Wägelchen mit Kaffee und Kuchen in den Saal.

*

Es versetzt mich immer wieder in Erstaunen, dass mein jüngerer Sohn als plumper Zwerg und Kretin geboren wurde, und nun muss ich ihn Coco vorstellen. Vorher kriegt er hoffentlich den Mund zu, noch weniger als ich ihn scheint er mich erwartet zu haben, Kinder trauen ihren Eltern nicht zu, auch geil zu sein, und erst recht nicht, es auch zu treiben. Aber umgekehrt ist mir ebenfalls völlig unbegreiflich, was Ruthchen an ihm findet, vielleicht deckt er sie mit Rezepten ein (sicher liegt irgendwo im Haus seiner Mutter noch der eine oder andere unbeschriebene Rezeptblock herum), oder gleich mit dem entsprechenden Zeug, in seiner versifften Bude dürfte sich ein stattlicher Vorrat davon befinden.

Er ist Mitte zwanzig, sein Haaransatz ist um mehrere Zentimeter zurückgewichen, mit derselben Unabwendbarkeit hat sein Arsch zugenommen, er heißt Conrad, und dass er eine Minderjährige verführt, war ihm gar nicht zuzutrauen, wenn ich es recht bedenke, ringt es mir sogar Respekt ab (jedenfalls unter Propofol). Ich sage zu Coco: »Darf ich vorstellen, mein jüngerer Sohn Conrad.«

Ruthchen: »Ach. Wie viele gibt es denn noch von der Sorte?«

Conrad: »Einen, aber der ist vollkommen aus der Art geschlagen.«

Ich wusste nicht, dass Conrad witzig sein kann. Tatsache ist, er hat seit Jahren nicht mehr mit mir gesprochen, von einsilbigen Antworten abgesehen.

»Mein Bruder ist das schwarze Schaf.«

»Nun ja, das trifft es nicht ganz, aber das führt jetzt auch zu weit.«

Ruthchen lacht uns an mit kleinen, sehr weißen Zähnen. Unbegreiflicherweise fasse ich in die Hosentasche: »Ja dann, Kinder, macht euch einen schönen Abend«, ich reiche Ruthchen fünfzig Euro, sie versucht einen Knicks, und plötzlich überkommt mich die Gewissheit, dass noch heute Abend der Idiot von Sohn an ihren Nippeln saugen wird, und ich mit großer Wahrscheinlichkeit nicht einmal an Cocos. Ich werde nach Hause gehen und es mir zu der Vorstellung besorgen müssen, wie Conrads erbärmlicher Schwanz Ruthchen poppt.

»Eins noch, wie habt ihr euch eigentlich kennengelernt?«

Ruthchen: »Tinder, wieso?«

Conrads teuer korrigierte Schneidezähne zerbeißen einen Kaugummi.

Ruthchen: »Und ihr?«

Coco: »Da läuft nichts.«

»Schon klar«, Ruthchen zeigt auf Cocos Morgenmantel.

Coco legt ihre Hand auf Ruthchens Rücken und schiebt sie in Richtung Flur. Ruthchen ist draußen, Coco ist draußen, Conrad ist stehen geblieben.

Ich sehe ihn an, seine Augen sind nicht unerheblich verquollen: »Ich wusste gar nicht, dass Tinder auch Kinder vermittelt.«

Conrad: »Papa, leck mich!«

Und: »Echt, Alter, hast du wirklich gedacht, du kannst bei ihr landen?«

Ich: »Lass den Scheiß.«

»Jeder hat gesehen, wie du ihr auf den Busen geglotzt hast. Du kannst froh sein, wenn du die Alte ins Bett kriegst.«

Ich würde ihm am liebsten eine Ohrfeige verpassen, das Dumme ist nur, er hat recht.

Ich sage: »Verpiss dich!«

Zum ersten Mal haben wir ein Gespräch auf Augenhöhe geführt.

Er zieht ab, ich höre, wie er sich bei Coco verabschiedet, zu meinem Erstaunen klingt er zivilisiert, die Tür fällt zu, Coco kehrt zurück.

»Ich habe gehört, was er zu dir gesagt hat.«

Ich will zu einer Rechtfertigung ansetzen, sie winkt ab. »Er hat viel von seinem Vater.«

Sie sieht nicht im Mindesten wütend aus, auch nicht eifersüchtig.

»Komm, ich bring dich zur Tür.«

Sie nimmt meine Hand, zieht mich hinter sich her, ich tue alles, was sie will, ich habe mich benommen wie ein Depp.

»Mach dir keine Gedanken. Alle Männer sind so. Ein Schlüsselreiz bleibt ein Schlüsselreiz.«

Wir stehen vor der Tür.

»Aber mit dem Tod kennst du dich aus, das wird dir noch helfen, Bernard.«

Mir wird immer kälter, ich versuche es mit einem Kuss auf ihre Lippen, sie wendet mir die Wange zu, ein anderes Mal werde ich ihr auf meine Weise das unverschämte Maul stopfen.

Ich sehe die Straße rauf und runter, sie ist leer: »Wo sind denn die beiden?«

Coco sieht überrascht auf: »Welche beiden?«

Ich zucke die Schultern, und weil keiner mehr etwas sagt, mache ich mich auf den Weg, ich winke, ohne mich umzudrehen, dann habe ich es in den Porsche geschafft, ich hätte nichts dagegen, ihn gegen den nächsten Baum zu steuern, ohne Gurt, versteht sich.

Tina sitzt auf dem Bett und sieht Fernsehen, vielmehr ist auch nicht anzufangen in meinem Apartment, außer dass sich im Basement ein Pool befindet, es gibt nichts Deprimierenderes als unterirdische Pools, um über die Tristesse hinwegzutäuschen, lassen die Eigentümer die Wände gern mit mediterranen Motiven bemalen, bevorzugt mit Palmen und Papageien, die Ausführung ist in der Regel dilettantisch.

Ich habe dort noch nie jemanden gesehen. Wenn ich die Lage gelegentlich checke in der Hoffnung, es könne sich, passend zur Landschaft, auf einer der Plastikliegen eine knackige Mulattin räkeln, werde ich enttäuscht. Von Zeit zu Zeit schlurft eine gelangweilte Putzfrau durch die Gegend, aber das ist auch selten geworden, die Eigentümerin hat beschlossen, dass eine vierzehntägige Reinigung des Spa genügt, und obwohl sie uns bei der Miete abzockt, stimme ich ihr zu, das Ganze ist Geldverschwendung, man muss den Arbeitsmigranten das Geld nicht noch hinterherwerfen, damit es am Ende bei der Mafia oder bei irgendwelchen Guerilleros landet.

Tina sieht eine ihrer Soaps, sie blickt nicht auf, sie vermutet das Richtige, nämlich dass ich bei einer anderen Frau war. Dass sie mir noch zutraut, in der Gegend herumzuvögeln, richtet mich auf, es macht mich sogar an, und weil gerade keine andere da ist, setze ich mich auf die Bettkante und beginne, ihr durch das hundekotbraune Negligé die Brüste zu streicheln.

Tina sagt: »Deine Frau war auf dem Festnetz.« Sie klingt wirklich gekränkt.

»Auch das noch.«

»Wieso? Was war sonst?«

Ich habe keine Lust zu lügen, es ist anstrengend, und noch schwerer wiegt, dass man die eigenen Lügen binnen Kurzem vergisst und darum wirklich leicht auffliegt: »Ich habe Conrad mit einer Minderjährigen erwischt«, ich betone: »Vielleicht.«

In der Tat ist nicht auszuschließen, dass gewisse Anteile des Dramas in Cocos Wintergarten Produkt meiner Substanzpsychose waren, ebenso wenig ist absehbar, wie sehr ich mich Coco gegenüber lächerlich gemacht habe.

Tina, wie aus der Pistole geschossen: »Wo erwischt?«

Eine weitere bewährte Gesprächstaktik (ich kann sie wirklich sehr empfehlen) ist das Schweigen, darauf kommt ein Mann mit den Jahren. Tina sieht mich an, sie fragt, und ihr Blick ist kalt, wirklich sehr kalt: »Neidisch auf Conrad?«

Sie hätte es verdient, an die Wand gestellt und so richtig drangenommen zu werden, stattdessen sage ich: »Nicht mein Typ«, eine dreiste Untertreibung, und Tina weiß das genau. Jede junge Frau ist mein Typ.

Die Fantasien eines Mannes sind seine letzte Bastion, dem Herrn sei Dank, nicht einmal Freud hat gegen sie etwas einzuwenden.

Ich schiebe meine Hand zwischen Tinas Schenkel: »Was fällt dir ein, an mir zu zweifeln, und jetzt zeig mir, was du hast«, das hier ist unser Spiel, und eins muss man Tina lassen: Sie ist eine Männerversteherin.

Sie sagt: »Ich verlasse dich.«

*

Ich wollte die Kaffeepause für einen Toilettengang nutzen, während das klinische Ethikkomitee sich stärkte, immerhin hatte man die erste Hürde genommen, nämlich Einvernehmen darüber erzielt, dass technisch gesehen eine Trennung der Zwillinge zwingend wäre, um jedenfalls eines der Mädchen zu retten, auch wenn der Eingriff den sicheren Tod für das andere bedeuten würde, problematischerweise vor ihrer Zeit, das war der Knackpunkt.

Vor ihrer Zeit, weil sie mithilfe des Herzens ihrer Schwester noch Tage oder Wochen leben würde oder sogar länger (Ärzte irren sich in ihren Prognosen, womöglich würden Agathe und Alma gemeinsam alt mit ihren kurzgeschlossenen eineinhalb Herzen, auch wenn das sehr unwahrscheinlich war). Im Prinzip war Alma ein schwaches, aber gesundes Kind, abgesehen von einem Herzfehler und den bedrohlichen Lungenentzündungen, ihr Hirn funktioniere weitgehend normal, entnahm ich dem Bericht des Neurologen, und man könne davon ausgehen, dass sie in einem liebevollen Umfeld aufgewachsen und daher auch psychisch gesund sei. Zwar hätten sich Einzelheiten aufgrund der zunehmenden Apathie des Kindes bisher nicht erheben lassen, immerhin habe sie aber angefangen zu sprechen, und das in zwei Sprachen.

Den Theologen schien der Tod im Allgemeinen nicht zu schrecken, und auch nicht in diesem besonderen Fall, er war der Meinung, es handele sich lediglich um den Übergang von einem Aggregatzustand in den anderen, es gebe auch Fälle, in denen der Prozess sich umgekehrt habe, Jesus habe um das Jahr dreißig in der Stadt Nain einen Toten zum Leben erweckt, und auch sich selbst, und es gebe noch weitere Belege.

Ich sah, dass sich Ranz zu Silvie und Luc und dem Übersetzer gesetzt und seinen Kuchenteller mitgenommen hatte, möglicherweise schlug er ihnen vor zu beten, ich trat auf den Korridor, mein Nacken schmerzte.

Die Toiletten waren so grässlich wie das übrige Haus, sie hatten keine Fenster, die Entlüftung erfolgte vollkommen ungenügend oder gar nicht, das hatte zur Folge, dass der Gestank von Kacke stundenlang in der Luft hing. Ich war mittlerweile in der Lage, den Scheißgeruch meines Chefs von Zarrouk und von diversen Doktoranden zu unterscheiden, ich hätte sogar sagen können, was jeder von ihnen am Vortag gegessen hatte.

Unter den richtigen Umständen hätte ich nichts gegen Exkremente einzuwenden, während des Aktes kann ich allen möglichen Körpersäften Reiz abgewinnen. Nur wäre es ein Unterschied, ob sich eine anziehende oder abstoßende Frau über mir erleichtern würde, und vor allem die Liebe würde einiges ändern.

Ich ging auf die Damentoilette. Im Sitzen rauchte ich eine.

Ich kehrte als Letzter an den Tisch zurück, die Stimmung hatte sich gewandelt oder irgendwie zugespitzt, es lag etwas im Raum, ich konnte es noch nicht benennen, mit Sicherheit war es etwas Lustvolles, nicht direkt Sexuelles. Vielleicht ging es den anderen wie mir, vielleicht waren alle erfüllt von der eigenen Bedeutsamkeit, in Wirklichkeit handelte es sich eben doch um ein Tribunal oder sogar ein Todeskommando. Es kommt nicht alle Tage vor, dass man über die aktive Tötung eines Menschen entscheidet, allenfalls lassen Ärzte todgeweihte Patienten sterben, weil diejenigen es verfügt haben, aber hier würde das Urteil über den Kopf der Betroffenen hinweg gefällt werden, die noch nicht sprechen konnten, es war nur noch zu erheben, ob die Mädchen ihren ärztlich herbeigeführten Tod im Sinne der Sache begrüßen oder sogar verlangen würden, wären sie in der Lage, sich zu äußern.

Schweingruber hatte den Stuhl gewechselt, irgendwo in der Mitte war jemand dazugestoßen, noch eine Krankengymnastin oder Logopädin oder Heilpädagogin, man war zusammengerückt, dies hatte zur Folge, dass Schweingrubers linker Ellenbogen meinen rechten fast berührte, ich legte den Kopf in den Nacken, um durch den unteren Teil meiner Brille ihre Gesichtshaut zu betrachten.

Luc war aufgestanden, er schien sich gesammelt zu haben, seine Stimme war wirklich sonor, einen so schwarzen Klang hatte ich zuletzt in *Onkel Toms Hütte* gehört, einer der Lieblingsfilme meiner Jugend.

Dr. Kabamba übersetzte: Monsieur Lubaki bitte die Runde eigentlich nur um eines, das sei die Beantwortung der Frage, wenn jeder ein Recht auf Leben habe, wie könnten sie, die Eltern, der Tötung ihres Kindes zustimmen?

Ich musste zugeben, damit traf er ins Schwarze, es war zwar polemisch, aber eine Steilvorlage für mich als höhere Gewalt.

»Danke, Monsieur Lubaki, für Ihre hervorragende Frage.« Überraschenderweise streckte eine der Krankenschwestern den Arm, ich hatte sie noch nie gesehen, oder sie war meinen selektiven Blicken entgangen, sie sagte: »Peggy. Oberschwester. Ich möchte mich im Namen des Pflegepersonals anschließen. Wir werden unseren Dienst nur antreten, wenn Sie uns erklärt haben, wie wir ein Kind für die Operation fertig machen sollen, also, wie immer, noch einmal mit ihr beten ...«, beim Wort *beten* kamen dieser Peggy tatsächlich die Tränen, »... ihr den Darm entleeren, sie waschen und kämmen und ihr das Kittelchen anziehen und so weiter. Und dabei wissen wir, es ist alles zum letzten Mal, weil sie aus dem OP als Tote zurückkommt, davon müssen Sie uns erst mal überzeugen.«

Sie hatte einen sehr roten Kopf.

»Sonst machen wir nicht mit.«

Die nichtakademischen Anwesenden klopften, zuerst eine, dann alle, Silvie sah sich um und erkannte ihresgleichen, sie klopfte auch.

Ich nickte, ich hatte beschlossen, mich gegenüber dem Pflegepersonal väterlich zu geben, dessen Einwände waren vorhersehbar gewesen, und ich hatte schon immer gefunden, man müsse die Leute abholen. Ich sagte: »Ich verstehe Ihr Dilemma, Oberschwester Peggy, und es lastet schwer auf jedem von uns.« Die nichtakademischen Anwesenden nickten, und wenn mich nicht alles täuschte, quälten sie sich wirklich. Dabei hatten sie gar nichts zu befürchten, Pflegepersonal handelt auf Anweisung und ist für einen Sterbefall nicht verantwortlich zu machen, eigentlich reagierten sie etwas hysterisch: »Lassen Sie mich unsere Optionen zusammenfassen.«

Ich saß jetzt sehr gerade für einen Mann meines Alters.

»Möglichkeit eins. Wir lassen die Mädchen verbunden. Beibehaltung des Status quo. Dann ist heute oder morgen oder spätestens in drei Monaten mit dem Tod beider zu rechnen.«

In Richtung des Bischofs: »Wunder sozusagen ausgeschlossen.«

Rhetorisch gesehen warf ich Perlen vor die Säue, aber das

hier musste sein, allein fürs Protokoll, man wusste nie, ob es hinterher nicht doch zu einer Klage käme, Patienteneltern sind unberechenbar. »Möglichkeit zwei. Der umgehende elektive Eingriff oder Wahleingriff, am liebsten vorgestern. Nach Meinung der hier anwesenden Experten würde dieser mit an Gewissheit grenzender Wahrscheinlichkeit zum sofortigen Tod von Zwilling 2 führen«, ich sah auf meinen Notizblock, »Alma.«

Zu Silvie: »Wunder nicht ganz ausgeschlossen.«

»Aber Zwilling 1 hätte die Chance zu leben, sogar eine ausgezeichnete Chance.«

Ich sah mich um: »Kann jemand eine Zahl nennen?«

Schweingruber wiegte den Kopf, ihr Hals erinnerte mich an irgendeinen Vogel, ich kam nicht drauf, auf jeden Fall begann ihre Haut schon, sich in Falten zu stapeln, der Verlust der kollagenen und elastischen Fasern des weiblichen Bindegewebes verläuft ab vierzig wirklich stürmisch oder foudroyant, wie wir Mediziner sagen, zuvorderst an den gelenkigen Abschnitten, dort erfolgt eine kontinuierliche Dehnung, und irgendwann schnurrt die Haut nicht mehr zusammen, dann hängt sie in losen Lappen herab, Knie, Ellenbogen, Handrücken, Hals, sie sagte: »Ich würde die Wahrscheinlichkeit, dass bei einem Wahleingriff in den kommenden Tagen der stärkere Zwilling ebenfalls verstirbt, auf fünf bis sechs Prozent beziffern.«

Dr. Kabamba trug eine runde goldene Brille, sie verlieh ihm etwas Europäisches: »Im unglücklichen Fall, dass sich diese fünf bis sechs Prozent bewahrheiten, hätten Frau und Herr Lubaki also nach der Operation statt zwei Kindern gar keins mehr.«

Schweingruber: »Herr Kabamba, Sie scheinen sich mit Ihrer

Rolle als Übersetzer nicht abfinden zu können, aber gut, dann sparen wir jedenfalls Zeit, die Antwort lautet bedauerlicherweise Ja. Wenn bei einem Wahleingriff in dieser oder der nächsten Woche gegen jede Erwartung auch die intakte Zwillingsschwester sterben würde, dann hätten die Eltern gar kein Kind mehr.«

Kabamba übersetzte, Schweingruber weiter: »Allerdings hätten sie ein paar Tage später sowieso kein Kind mehr, wenn wir nicht operieren.«

Irgendwann in der letzten Viertelstunde waren Silvie und Luc verstummt, vielleicht hatten sie ihr Pulver schon verschossen, oder sie sahen ein, dass es hier um etwas Größeres ging als sie selbst, etwas Universales, oder sogar etwas Göttliches.

Ich hob die Hand: »Möglichkeit drei. Wir warten zu, bis in spätestens ein paar Wochen der medizinische Notfall eintritt. Herzstillstand bei Zwilling 2. Wir würden die Kinder innerhalb weniger Minuten in den OP schaffen müssen. Wohlgemerkt: OP im Singular. Keine Klinik dieser Welt hält wochenlang zwei OPs und ein Team von dreißig Experten in Bereitschaft. Demnach würden wir uns mit einem OP-Tisch begnügen und denjenigen Experten, die vor Ort sind beziehungsweise nach und nach eintrudeln. Nur schon der Versuch, Zwilling zwei zu retten, unterbliebe vollständig. Der Fokus läge ganz auf der Rettung von Zwilling 1.«

Ich redete mich nun doch in Rage und schwitzte etwas, in solchen Momenten emanzipierte ich mich von meinem Schwanz: »Haben Sie dazu auch eine Zahl parat, Frau Kollegin Schweingruber?«

»Im Rahmen eines Notfalleingriffs Sterbewahrscheinlichkeit hundert Prozent für Zwilling 2 natürlich. Zwilling 1 überlebt bestenfalls zu vierzig Prozent, eher weniger, je nachdem, wie schnell der Tod der schwächeren Schwester eintritt und wie schnell wir in dem Fall trennen können.« Vielleicht war Schweingruber gar keine Frau, vielleicht war sie nur schwach oder gar nicht sexuell veranlagt, worauf es im Laufe der menschlichen Evolution so oder so hinauslaufen würde, oder es handelte sich um den Prototyp einer künstlichen Intelligenz, jedenfalls war sie uns allen überlegen.

Sie fuhr fort: »In dem Fall müsste man die beiden augenblicklich stark herunterkühlen, um den Zersetzungsprozess von 2 weitestgehend aufzuhalten, und dann eine radikale Trennung vornehmen, ich kann es nicht anders sagen: Es liefe kardiologisch und auch sonst auf ein Gemurkse hinaus.«

Mike hatte den Kopf in die Hände gestützt, jetzt richtete er sich auf, er hatte einen gepflegten Dreitagebart und trug Krawatte, Radiologen können sich Extravaganzen leisten, Mikes Arbeitszeiten waren wesentlich geregelter als meine, er hatte sogar ein Hobby, er zeichnete Akte, darum beneidete ich ihn wirklich. Er trage sogar beim Malen Krawatte, erzählten seine Modelle, aber nur, bis man zum Geschlechtsverkehr überging, sein Vorrat speiste sich überwiegend aus dem Pool der im Fach Radiologie zu examinierenden Studentinnen, sie zeigten sich in der Regel dankbar und willig, er sagte: »Das stereolytische Modell und die Virtual Reality sind sozusagen fertig. Ihr werdet sehen, wie viele Gefäße und Nerven, Muskeln, Knochen und Organe sich die Patientinnen teilen, Haut auch, ein Riesenproblem, völlig unvorstellbar, all das unter Notfallbedingungen anders als drittklassig zu trennen.«

Daran konnte ich mich nicht gewöhnen, dass die jüngeren Kollegen sich untereinander duzten, teilweise wurde sogar ich mit Vornamen angesprochen, alles Mögliche kam vor, *Bernard* und *Sie*, *Bernard* und *du*, am schlimmsten *Professor* und *du*. Alles Unverschämtheiten, die ich mir verbat, ich wusste natürlich, dass hinter meinem Rücken über mich gelacht wurde, und das schmerzte. Fakt war, ich gehörte einer anderen Generation an.

Schweingruber hatte sich zu mir herübergebeugt, sie roch nach gar nichts, weder gut noch schlecht, einfach vollkommen neutral. Sie flüsterte, aber ganz sicher hörte man sie noch zwei, drei Plätze weiter: Genau genommen täten wir den Eltern den größten Gefallen, wenn wir sie ganz ohne Kind zurück in den Kongo fliegen ließen.

Es war auch selten, dass eine Frau eine derartige Unverblümtheit an den Tag legte, eigentlich respektabel, aber ich schüttelte den Kopf, ganz einfach: Es war meine Rolle in diesem Komitee.

Sie verstehe ja, sagte sie, dass Kinder in Zentralafrika eine Art Lebensversicherung darstellten, aus zehn wären binnen dreißig, vierzig Jahren hundert geworden, aber um so schwerer wögen unter diesen Bedingungen doch ein oder zwei schwerbehinderte Töchter, und das ohne medizinische Hilfe, denn im Westen werde das Schicksal von Agathe und Alma nach einigen Wochen vergessen sein, irgendwo werde mit Sicherheit ein neues siamesisches Zwillingspaar auftauchen, eine noch größere chirurgische Herausforderung, mit nur einem Herzen oder am Kopf zusammengewachsen, mindestens einmal im Jahr ereigne sich doch irgendwo auf der Welt dieser medizinische Glücksfall (an der Stelle musste ich wirklich die Augenbrauen heben).

»Ja, Glücksfall, Rohr. Es lässt sich doch nicht anders sagen, als dass wir hier sind, um diese einzigartige Gelegenheit, die Wissenschaft voranzubringen, nicht verstreichen zu lassen. Das weiß doch jeder hier am Tisch, dass es uns eigentlich nur darum und vielleicht noch um uns selbst geht.«

Sie hatte ein sehr kleines Ohr, das ich nun beinahe berührte: »Klappe, Schweingruber«, sie wich zurück.

Augenscheinlich hatte Ranz die vergangenen Minuten für eine Verlautbarung genutzt, gerade hob er das Kreuz in die Höhe, wandte sich nach rechts und links, es musste sich um eine Art Segen handeln.

»Und jetzt noch einmal, bitte, weil es für die Kirche eine erhebliche Rolle spielt: Auf welche Weise würde die kleine Alma sterben, vorausgesetzt, wir trennen sie ab?«

Schweingruber: »Keine sehr unangenehme, ihr Herz würde einfach aufhören zu schlagen. Und selbstverständlich befände sie sich in einem tiefen Schlaf, Bischof Ranz, und innerhalb weniger Minuten wäre dieser Prozess unumkehrbar.«

Sie schnitt eine unklare Grimasse. »Nicht jeder hat so stabile Körperfunktionen wie Ihr Herr Jesus von Karfreitag bis Ostersonntag.«

Offenbar war der Übersetzer an seine sprachlichen oder emotionalen Grenzen gestoßen, vor Kabamba lag ein Blatt, sein Kugelschreiber war golden und stand still.

Ranz: »Das hier ist zweifellos der theologische Ernstfall.«

Die Formulierung gefiel mir, es war auch der ethische Ernstfall, der juristische und erst recht der medizinische, ich würde mir das für die Presse merken: »Wir werden darauf zurückkommen.«

Es war still, nur am anderen Ende rührte jemand mit dem Kaffeelöffel.

»Weitere Aspekte?«

Martin hob die Hand: »Mal philosophisch gefragt: Handelt es sich bei unseren Patientinnen eigentlich um ein Kind oder zwei?«

*

Von einer Frau verlassen zu werden, egal welcher Klasse, kommt einer Vernichtung gleich, vor mir steht die Widerwärtigste aller Schlampen (in gewissen Momenten empfand ich etwas für sie), und sie kastriert mich, es ist wider die Natur, wenn überhaupt hat Gott gewollt, dass der Mann die Frau verlässt, früher oder später hat jede ihren Zweck erfüllt, das ist die Ordnung der Dinge. Gerade die Tatsache, dass Tina mich von Anfang an nicht verdient hat, sie wird niemals wieder jemanden wie mich finden, macht diesen Moment zu einer der tiefsten narzisstischen Kränkungen meines Lebens.

»Na so was. Eben wollte ich dasselbe sagen.«

Sie schiebt mich zur Seite und verlässt das Bett, es scheint sie nicht im Mindesten zu stören, dass ihre löchrigen Arschbacken nicht bedeckt sind, und mich stört es auch nicht, im Gegenteil, ihre Unvollkommenheit erregt mich, genau genommen wird mein Schwanz steifer, als er es seit Langem war: »Es ist vorbei. Ich habe eine Jüngere.«

Tina lacht mich aus, aber das Gelächter scheint aus Hunderten Mündern zu kommen, es sind alle, die mich jemals dazu gebracht haben, sie zu begehren, es gibt keine grausameren Kreaturen als Frauen, sie müssen sich nicht einmal anstrengen, männliche Begierde zu entfachen, es genügt, dass sie ein Loch zwischen den Beinen haben, nicht selten ist ihnen ihr eigener Zauber gar nicht bewusst, je jünger, desto weniger.

Ich fasse Tinas Arm, werfe sie zurück aufs Bett.

»Was wird das?« Sie tritt mit den Beinen, ich nehme sie bei den geschwollenen Knöcheln, ich tippe auf eine beginnende Rechtsherzinsuffizienz, sie hat Wasser in den Beinen.

»Lieg still, Schlampe!«

Ich beuge mich über sie, verpasse ihr eine Ohrfeige, wenn man es recht bedenkt, hätte ich nicht ganz so hart zuschlagen müssen, ihr Kopf ist zur Seite geschnellt, aber eigentlich gefällt ihr, was ich tue, und meinem Schwanz auch. Sie stöhnt, ihr Oberkörper bäumt sich auf, ich beuge mich über sie, ziehe an einem Nippel, ziehe ihn in die Länge wie einen Kaugummi, sie schreit noch immer nicht, aber mein Schwanz will, dass sie schreit, mit links spreize ich ihr schlaffes Gekröse, meine Schlaghand trifft.

»Ich will, dass du dich bedankst.«

Ich drücke sie flach auf die Matratze: »Es hört nicht auf, ehe du danke gesagt hast, und zwar laut und deutlich.«

Vor Monaten habe ich ihr eine kleine Risswunde beigebracht, das kommt vor, aber es genügte eine Naht mit zwei Stichen, und ich glaube, dass die Wundversorgung Tina mehr anmachte als das ganze vorhergegangene Getue.

»Bitte, Bernard, nicht.«

Auch das gehört zum Spiel.

»Wie heißt das?«

»Danke.«

Da meine Arme eine Pause brauchen, lasse ich los.

Wir sammeln unsere Kräfte, dann sage ich: »Weißt du was, das klang aber gar nicht richtig dankbar.«

Ich fasse Tinas Knie, spreize ihr die Schenkel, ihr Becken ist etwas steif. »Mir fällt ein, ich habe dir noch nie die ganze Faust in die Fotze geschoben, ich will deinen nutzlosen Uterus fühlen.« Ich spucke auf meine Hand. »Und ich rate dir, lieg still, sonst tut es noch mehr weh«, und sie gehorcht tatsächlich. »Du bist immer noch nicht nass, dann muss es eben so gehen.« Tina atmet langsam, sehr tief, ich hoffe, dass sie mir nicht bewusstlos wird vor Lust, jetzt ist es die ganze Faust, endlich wird es laut.

Die Geräusche von Frauen kurz vor dem Höhepunkt ähneln sich, anders als Männer stöhnen sie nicht, es ist ein Wimmern, ein Betteln nach *mehr*, ich sitze zwischen Tinas Beinen, vermutlich ist sie gekommen, das ist mir diesmal besonders wichtig.

Ich ziehe die Hand heraus, sie bleibt auf dem Rücken liegen, ich lege mich neben sie und sehe ihr ins Gesicht, aber plötzlich hat sie es eilig nach unserem Finale, nicht einmal kochen will sie noch für uns, sie lässt alles zurück, ihre hässlichen Dessous und ihre pinken Lippenstifte, und an der Tür: »Irgendetwas sagt mir, es war dein letztes Mal.« Sie sagt es ganz nüchtern, nach Art einer Buchhalterin, sie dreht sich nicht mehr um.

*

Ich hatte die Hoffnung, in zwei Stunden mit dem klinischen Ethikkomitee durch zu sein, sowieso war alles längst beschlossene Sache, im OP-Trakt wurde bereits aufgebaut, es wurde nach verfügbaren Koryphäen telefoniert, OP-Pläne mussten umgestellt werden, ein gutartiger Hirntumor konnte auch zwei Wochen warten, siamesische Zwillinge gebe es nicht alle Tage, sagte man den Patienten, an einer Universitätsklinik seien Prioritäten zu setzen, letztlich im Interesse aller.

Wäre ich oder jemand aus meiner Familie krank geworden, hätte ich mich niemals so verarschen lassen, obwohl ich selbst jeden Tag Patienten verarschte; nur vor Barbie hätte ich mich nicht mehr gestellt, ihr wünschte ich inzwischen Tod und Teufel.

Mike sah die Büchel an.

»Die Frage war: Sind es ein oder zwei Kinder? Vielleicht kann die Rechtsprechung uns etwas dazu sagen, Professor Büchel?«

Erwartungsgemäß hatte die Büchel ihre Hausaufgaben gemacht, ohne zu zögern: »Es gibt eine Rechtsauffassung dazu, ja.«

Sie hatte die Lippen in einem dunklen Rosa geschminkt, sie ähnelten einem Anus, und ich dachte, wie freigiebig die Natur ist, oben eine Mund-Knospe, unten eine Arsch-Knospe, dazwischen eine lange, biegsame Röhre, da konnte die Möse fast nicht mithalten.

»Siamesische Zwillinge stammen aus einem Ei und haben eine embryonale Kapsel, darin unterscheiden sie sich nicht von gewöhnlichen eineiigen Zwillingen, nur unterbleibt die Abschnürung ab dem dreizehnten Tag nach der Befruchtung.«

Sie sah mich an, ich nickte etwas wehmütig, mir war der Gedanke durch den Kopf gegangen, dass meine Söhne es niemals so weit bringen würden wie die Randgruppen hier am Tisch, sie alle besaßen etwas, das meiner Brut fehlt, nämlich Biss.

Die Büchel sog die Unterlippe ein, für einen kurzen Moment blieb ihr rechter Schneidezahn hängen, die Bewegung wäre unterhalb meiner Wahrnehmungsschwelle geblieben, wäre dieser Zahn nicht so gelb gewesen.

»Wir hören den Begriff Zwilling und denken an zwei Kinder, aber ebenso gut könnten wir das Ungeborene als eines betrachten, das vergeblich versucht hat, zwei zu werden.« Kabamba übersetzte.

»Der gesamte Vorgang wäre einfacher, könnten wir dabei bleiben. Denn zwei autonome Personen verfolgen verschiedene, wahrscheinlich sogar kompetitive Interessen, während eine Person nur ein einziges, überschaubares Interesse hat: ihr Überleben.«

Ich sah mich um, vielleicht keimte bei manchen die Hoffnung, hier könne ein Ausweg liegen, für mich war das schon die ganze Zeit mein ethisches Schlupfloch, in der Tiefe meines Herzens betrachtete ich Alma als minderwertig, eigentlich nicht einmal als Leben, nur als ein rudimentär ausgebildetes Anhängsel; es gab bizarre Fälle von siamesischen Zwillingen, wo mit dem ersten funktionsfähigen Kopf ein zweiter verwachsen war. Der zweite besaß keinen Körper oder nur einen Rest davon, er konnte bestenfalls grunzen oder lächeln (wegen gemeinsamer Blutgefäße war eine Trennung ausgeschlossen); manchmal verirrte sich auch ein zweiter Kopf in den Bauchraum des mehr oder weniger intakten Zwillings (operative Entfernung in der Regel problemlos möglich), oder sogar nur einzelne Zähne, wobei diese nicht mehr als Zwilling galten, sondern als abgesprengtes embryonales Gewebe. Es fragte sich, ab welchem Entwicklungsstadium dem armen Restmenschen Würde zuzusprechen sei, vielleicht war Alma auch nicht viel mehr als ein Restmensch, aber ich würde mich hüten, den Begriff laut auszusprechen.

Zugegeben, ich fühlte mich mit meinem eugenischen Gedankengut zwar überlegen, aber doch etwas unwohl, ich stützte den Kopf in die Hände, ich verbarg sogar mein Gesicht, das war normalerweise wirklich nicht meine Art, ich war froh, dass alle Augen auf Büchel gerichtet waren.

Der Anatom streckte den Arm, ein uraltes Männlein (er hatte schon mich im Sezieren unterrichtet, sie mussten ihn irgendwo aus der Mottenkiste geholt haben). Er sagte: »Tatsächlich gibt es Streitfälle, wenn zum Beispiel zwei Köpfe vorhanden sind und einer davon ein Anencephalus ist.« Die Heilpädagogin oder Physiotherapeutin oder was immer für eine geringe Qualifikation sie hatte, sagte: »Können Sie uns den Begriff erklären?«

Der Anatom sagte: »Wenn in gewissen Fällen einer von zwei Köpfen kein Gehirn hat, sprechen wir nur von einem Menschen, aber in diesem Fall ergeben die Befunde, dass jedes der Mädchen Gehirn und Rückenmark hat.«

Büchel: »Also zwei juristische Personen.«

Paulus: »Dann brauchen wir nicht mehr darüber zu streiten, dass jede ihre Würde, ihre Ansprüche und ihre Rechte hat.«

Sepp: »Und wenn die eine stark ist und die andere sehr, sehr schwach, haben sie dann noch immer die gleichen Rechte?«

Paulus: »Das ist zweifelsohne so. Die zentrale Frage ist eine andere: Wenn der eine Zwilling das Leben des anderen bedroht, müssen wir eingreifen?«

Schweingruber wieder im Flüsterton: »Gucken Sie sich an, Rohr, wie kahl der ist, der braucht sich nie den Sack zu rasieren.«

Vielleicht war sie doch nicht so übel, und außerdem hatte sie recht, von Männern wurde mittlerweile wirklich viel erwartet, sogar eine Intimrasur.

Paulus: »Herr Bischof? Ihre Meinung?«

Kabamba hob die Hand. »Madame und Monsieur Lubaki sind der Auffassung, Gott solle das Schicksal ihrer Mädchen in seine Hände nehmen.«

Ranz wiegte den Kopf. »Gottes Gedanken sind oft komplexer, als wir annehmen, ich möchte Ihnen darum das Prinzip der Doppelwirkung erläutern, Thomas von Aquin hat es erstmals im dreizehnten Jahrhundert formuliert, und es wird doch wohl niemand bezweifeln, dass Gott aus Thomas sprach.« Ranzens Bischofsring bestand aus einem Amethyst, gekränzt von Diamanten, seine Nägel waren manikürt, kein Zweifel, das waren feine Hände, überhaupt schien der ganze Bischof nicht uneitel, und sogar von einer illegitimen Erotik, vielleicht hatte er nicht nur die eine Braut (die Kirche Christi).

»Thomas lehrt uns, dass eine Handlung mit guten und schlechten Folgen moralisch erlaubt ist, wenn die schlechten Folgen nur ein Nebeneffekt der guten sind.«

Das hielt ich für einen klugen Schachzug, Kabamba schien eine Kurzfassung zu übersetzen, der Bischof sagte: »Daran hat sich in der modernen katholischen Enzyklopädie prinzipiell nichts geändert, vorausgesetzt, dass erstens die Handlung, sprich die Rettung des einen Zwillings, moralisch gut ist, und dass zweitens der Chirurg die schlechte Wirkung, den Tod des anderen Zwillings, nicht erklärtermaßen beabsichtigt, und dass drittens das Gute von der Handlung genauso unmittelbar ausgehen muss wie das Schlechte, nicht notwendigerweise in zeitlicher Reihenfolge, aber als zwingende Konsequenz, und dass viertens, wenn es einen Weg gäbe, das Schlechte zu vermeiden, dieser eingeschlagen würde, und dass fünftens die gute Wirkung ausreichend wünschenswert ist, um das Zulassen der schlechten Wirkung zu rechtfertigen.«

Diesmal benötigte Kabamba etwas länger, die Schweingruber sagte: »Womit Ihr fünftes Gebot, Du sollst nicht töten, nichts mehr wert wäre, Bischof Ranz?«

Paulus: »Ich muss doch wirklich bitten, Frau Doktor Schweingruber.«

Kabamba: »Herr Lubaki möchte wissen, ob Gott nun für oder gegen die Operation ist?«

Ranz: »Gott ist prinzipiell für das Gute, und hier ist das Gute das lange Leben, das Agathe geschenkt wird, aber wir müssen ihr dazu verhelfen, und darum ist Gott für die Operation.«

So hatte ich mich immer gesehen, als Arm Gottes. Die Büchel sagte: »Aus weltlicher Sicht möchte ich noch einen anderen Begriff ins Spiel bringen, nämlich denjenigen des ungerechten Angreifers, er stammt ursprünglich aus dem Amerikanischen, dort heißt es *unjust aggressor*, der Aggressor wäre hier Alma, oder sagen wir weniger charmant, der Parasit, denn sie tut den ganzen Tag nichts anderes, als Agathes Blut zu saugen. Entschuldigen Sie die Ausdrucksweise, sie ist nur Teil eines Denkmodells. Demzufolge Almas Parasitismus Agathe sehr bald das Leben kosten wird.«

Die Büchel wandte sich an Silvie, Silvie starrte zurück: »Könnte Agathe sprechen, würde sie sicher sagen *Hör auf, Alma, du bringst mich um*, und Alma hätte dem nichts entgegenzusetzen.«

Ich nur: »Kühn.« Opposition verhalf der Debatte zu mehr Glaubwürdigkeit.

Die Büchel: »Ich will auf etwas hinaus, nämlich auf Agathes

Recht auf Selbstverteidigung. Man könnte argumentieren, es wäre nur fair, ihr unsererseits dazu zu verhelfen.«

Sie lehnte sich zurück, ihr Hals und Dekolleté waren von roten Flecken übersät, in dieser Ausprägung kam das nur in der Menopause vor, ich wundere mich manchmal, dass es Frauen unter solchen Umständen überhaupt noch gestattet ist, an Entscheidungen teilzuhaben.

Paulus nickte. »Tatsächlich kommt der Begriff *unjust aggressor* aus der Kriegstheorie, er geht zurück auf Plato und Cicero.«

Er zeigte mit dem Finger auf Ranz: »Die sind knappe zweitausend Jahre früher als Ihr Thomas von Aquin darauf gekommen, demnach darf ein ungerechter Angreifer vernichtet werden, um einen Krieg zu beenden, auch wenn dabei Unbeteiligte zu Schaden kommen, aber zunehmend wird das Prinzip auch auf zivile Fragestellungen angewandt, dann hat es meistens mit dem Recht des Angegriffenen auf körperliche Unversehrtheit zu tun.«

Oberschwester Peggy hatte versucht zu folgen, sie schien dafür eine nahezu kontinuierliche Nahrungszufuhr zu brauchen, eben gerade hatte sie das letzte Stück Kuchen genommen. »Das ist aber kompliziert, gibt es dazu vielleicht auch ein Beispiel?«

Paulus: »Es gibt viele Beispiele, Oberschwester. Einerseits zum Recht auf Unversehrtheit. Stellen Sie sich einen Bus umstellt von Terroristen vor.«

Mit einem Mal hatte Paulus die Aufmerksamkeit aller nichtakademischen Anwesenden, seine Geschichte versprach eine gewisse Spannung nach Art einer Netflixserie, anders sind junge Menschen heutzutage nicht mehr zu erreichen. Er fuhr fort: »Die Terroristen verlangen die

Herausgabe eines bestimmten Fahrgastes, den sie zu töten beabsichtigen, und versprechen dafür, die anderen laufen zu lassen. Wenn sie den bestimmten Mann nicht ausgehändigt bekommen, werden sie alle anderen Fahrgäste, einschließlich des Mannes, erschießen. In dem Fall wäre es legitim, den einzelnen Mann den Terroristen auszuliefern und seinem Schicksal zu überlassen, und zwar deshalb, weil er ein paar Minuten später ohnehin stürbe.«

Bis auf Kabambas französisches Geflüster war es still.

Paulus weiter: »Oder folgende Szene, die sich vor einiger Zeit auf sechstausend Meter Höhe in den Anden abspielte.«

Offenkundig hatte er sich gut vorbereitet.

»Zwei Bergsteiger waren durch ein Seil miteinander verbunden. Der eine rutschte aus und über den Rand eines Abgrunds, es war so gut wie unmöglich, dass der andere ihn würde hinaufziehen können, mit an Sicherheit grenzender Wahrscheinlichkeit würden bei dem Versuch beide in die Tiefe stürzen. Nach wenigen Minuten entschied sich der obere, das Seil zu durchtrennen, und der untere stürzte ins Verderben.«

Peggys Mund stand ein wenig offen, ihre Lippen waren schorfig, gewisse Krankenschwestern kultivierten ihre Nichtfickbarkeit, das war mir schon häufiger aufgefallen. Paulus sagte: »Interessanterweise überlebte der Abgestürzte, und es kam zu einem Gerichtsprozess, er verklagte seinen Kameraden. Das Gericht gab dem Angeklagten recht, er durfte sein Leben retten und den Kameraden in den Tod schicken, weil sonst beide umgekommen wären, und er wurde freigesprochen.«

Kabamba sagte: »Madame Lubaki möchte den Bischof bitten, auch eine Geschichte zu erzählen.«

Ranz streichelte seinen Bischofsring, der sah nur noch unvollständig aus dem Fettwulst seines Fingergliedes hervor, eines Tages würde man die Wahl haben, den toten Ranz samt Ring zu beerdigen oder ihm den Ring vom Finger zu schneiden.

»Madame. Ihr Haus brennt. Es ist ein schreckliches Feuer, und Sie sind erst jetzt hinzugekommen. Sie stehen vor den lodernden Flammen. Sie schreien, Ihre Kinder seien noch da drinnen, aber ein Freund, der neben Ihnen steht, sagt unter Tränen, es sei jetzt zu gefährlich, die Hütte noch zu betreten, Sie würden dort sterben. Er packt Ihre Arme und hält Sie zurück. Da sehen Sie, wie Ihre Mädchen sich dem Ausgang nähern. Die Größere hält die Kleinere im Arm, diese hat schlimme Verbrennungen und schreit und krümmt sich, aber die Große lässt nicht los. Die Gegenwehr der Kleinen hält sie auf, sie stolpern über herabstürzende Latten, die Große lässt die Kleine fallen und versucht, sie zurück in ihre Arme zu heben, es passiert wieder und wieder, schließlich geht die Große in die Knie.«

Er machte eine Pause, Kabamba hatte seine Hand auf Sylvies.

Ranz: »Die Situation ließe vermuten, dass die Große eine winzige Chance hätte, es aus dem Haus zu schaffen, wenn sie die Kleine zurücklassen würde.«

Er zeigte auf Luc. »Monsieur Lubaki, was sollte Ihrer Meinung nach Silvie Ihrer großen Tochter zurufen: Lass das Baby los und komm, oder: Bleib bei deiner Schwester und halte sie im Arm, bis das Feuer euch hat!«

Die Büchel hatte während der letzten Minuten mit einem Erfrischungstuch hantiert, es roch nach Eau de Cologne.

»Wenn ich dazu noch etwas sagen darf: Nach dem Gesetz

wäre die Rettung des einen Kindes unter Zurücklassen des anderen legal und sogar wünschenswert, und zwar im Sinne einer Selbstverteidigung des größeren, stärkeren Mädchens.«

Die kleinwüchsige Kinderpsychiaterin hatte ich bisher mehr oder weniger übersehen, sie erhob ihre außerordentlich normale Stimme. Man muss wissen, dass die häufigste Wachstumsstörung, die Achondroplasie, sozusagen nur die langen Röhrenknochen der Arme und Beine betrifft (häufig findet man auch O- oder X-Beine), nicht aber Schädel und Hals und Rumpf, früher ließ man die armen Geschöpfe im Zirkus auftreten.

Eher war der Kopf der Psychiaterin überdurchschnittlich groß, und auch was ihre primären Geschlechtsteile betraf, war davon auszugehen, dass diese Normalgröße besäßen (anders als zum Beispiel diejenigen zierlicher Asiatinnen, an denen alles klein war). Sie sagte: »Kaczynski, Kinderpsychiatrie, noch eine Frage an die Kinderkardiologin.« In der Hauptstadt stellte ein polnischer Nachname eine weitere Bürde dar. Sie fuhr fort: »Kann man sagen, es wird Alma in den kommenden Tagen und Wochen so schlecht gehen, dass, hinge sie nicht an Agathe, sondern an einer Maschine, man sie normalerweise erlösen würde, indem man das lebenserhaltende Gerät abstellt?«

Schweingruber überlegte. »Sie meinen, ob man Agathe als Almas Herz-Lungen-Maschine betrachten könnte? Bei schlechter Lebensqualität für Alma? Kann man so sagen, ja.«

Die Büchel: »Nun, ich sehe, wir sind uns beinahe einig, da muss nicht unbedingt ein Gericht angerufen werden, zumal im Fall eines prozessualen Vorgehens wertvolle Zeit verstreichen würde, und bevor eine Entscheidung gefällt wäre, wären womöglich beide Kinder verstorben.«

Der Bischof stemmte sich unter Zuhilfenahme seiner Arme auf, das Kreuz schlug gegen die Tischplatte.

»Ich möchte Sie zu einem stillen Gebet einladen beziehungsweise, wenn Ihnen dies nicht möglich ist, zur inneren Einkehr, und horchen Sie auf die Stimme, welche zu Ihnen spricht, denn sie ist das Wort Gottes, und es ist lebendig und ein Richter der Gedanken und Sinne des Herzens.«

Das war kein schlechter Einfall.

Keiner konnte sagen, dass man Silvie und Luc unter Druck gesetzt oder es sich überhaupt zu leicht gemacht hätte, wir hatten uns in alle Richtungen abgesichert, medizinisch, ethisch, theologisch und juristisch, höchstens war alles ein bisschen schnell gegangen, der Bischof: »Amen.«

Paulus erhob sich ebenfalls: »Dann also: Madame und Monsieur Lubaki, sind Sie zu einer Einschätzung gekommen?«

Als Nächster Kabamba, er überragte Paulus um eineinhalb Köpfe, von seiner schieren Kraft ganz zu schweigen: »Madame und Monsieur sind zu einer Übereinkunft gekommen.« Alle erhoben sich außer Silvie und Luc.

Letzterer hatte die Hände auf den Tisch gelegt, sie waren riesig und grau, sie dürften Kobalt und Koltan und Uran im Wert zehntausender Dollars gefördert haben, es waren unbezahlbare Hände, Kabamba: »Monsieur Lubaki möchte Sie wissen lassen, er würde Agathe zurufen: Lass deine Schwester zurück und komm aus dem brennenden Haus.«

Man stand eine Weile. Die Erste, die sich setzen wollte, war Oberschwester Peggy, aber der Bischof schüttelte den Kopf.

»Ich möchte den Mädchen meinen Segen mit auf den Weg geben und einen Satz Salomons.«

Der Mann wusste, was er tat, und wie er es tat: »Du hast mir das Herz genommen, meine Schwester, du hast mir das Herz genommen mit einem einzigen Blick deiner Augen. Wie schön ist deine Liebe, meine Schwester.«

Das war ein hübsches Rätsel, denn es war nicht klar, wer da im Fall unserer Zwillinge zu wem sprach, ich setzte mich, alle anderen setzten sich, Mike ergriff noch einmal das Wort: »Die ärztlichen Kollegen bitte ich, mich möglichst zeitnah in der Radiologie aufzusuchen, ich werde Sie mit den stereolytischen Modellen vertraut machen, vor allem aber mit den 3-D-Brillen für eine Operation am virtuellen Patienten.« Ich konnte es nicht erwarten, der Körper der Zwillinge würde schöner sein als die Geliebte aus Salomons Hohelied.

Ich gab das Signal zum Aufbruch, dann reichte ich Silvie und Luc ein letztes Mal die Hand, aller Wahrscheinlichkeit nach würde ich sie nie wieder sehen.

*

Tina könnte recht behalten, dass das Fisting von gestern überhaupt der letzte Sex meines Lebens gewesen sein wird, auch dass ich dieser Coco das unverschämte Maul mit meinem Schwanz stopfen würde, dürfte Fantasie bleiben.

Ich habe in jeder Hinsicht ein erbärmliches Bild abgegeben und werde Coco nie wieder sehen, Barbie fällt auch aus, bleiben nur noch die ortsüblichen Escorts, angeblich Studentinnen auf der Suche nach einem kleinen Nebenverdienst, da sind mir die ehrlichen osteuropäischen Nutten sogar noch lieber. Nur verachte ich Männer grundsätzlich, die für Geschlechtsverkehr bezahlen müssen, eher verpasse ich mir eine Überdosis Propofol, es wäre genügend im Haus.

197

Ich trage noch immer das karierte Hemd und die Jogginghose, ich habe sie seit zwölf oder sechzehn oder achtzehn
Stunden nicht ausgezogen.

Wenn es mir ungewöhnlich beschissen geht, zum Beispiel,
als ich das Virus hatte, suche ich außer im Stoff auch Trost
in meiner Bibliothek (eigentlich handelt es sich um ein
Bücherregal), ich habe den Philosophen einen halben Meter
gewidmet, speziell denjenigen, die sich ihr ganzes Berufsleben lang am Tod abgearbeitet haben; in Wirklichkeit hat
auch mich der Tod immer mehr interessiert als die Liebe.
Falls ich so etwas wie Liebe empfunden habe, dann nur für
sehr kurze Zeit; um präzise zu sein, während der zwei, drei
Minuten vor dem Orgasmus.

Darum wird die Anzahl der Frauen, die ich noch einmal
werde sehen oder zumindest anrufen wollen, bevor ich den
Löffel abgebe, überschaubar sein (man sagt, dass es für viele
Sterbende eine Art Erleichterung darstellt, gewisse Dinge
noch richtigzustellen). In meinem Fall wäre jedoch eher zu
befürchten, dass Barbies Anblick meinen Sterbeprozess nur
beschleunigen würde.

Nietzsche lasse ich stehen, er hält keinen Trost für mich
bereit, vielmehr würde er mich für einen Versager halten,
ich habe meinen Zenit längst überschritten, ich habe ver-
säumt, mein Verfallsdatum im Blick zu behalten, wie Ruthchen gesagt hat, sie hat das nicht einmal schlechter gesagt
als Zarathustra, ich bin längst verrottet.

Ich brauche eine Anleitung zum schmerzarmen Abkratzen
und greife nach Feuerbach.

*

Monika, die Fachbereichsleiterin Kongo, schien mir zu folgen, ich bemerkte es erst, als sie mir auf die Schulter tippte, ich habe sie noch nie etwas anderes als Sneakers tragen sehen, allgemein nehme ich Frauen erst ab einer Absatzhöhe von acht Zentimetern zur Kenntnis, nur ganz junge Mädchen sind auch barfuß sehenswert. Überhaupt sind Füße eine heikle Sache, schon ab Mitte dreißig verkrüppeln sie, die Nägel beginnen zu vergilben und bekommen grässliche Rillen, und je schwerer eine Frau ist, desto dicker die Schicht von Hornhaut an ihren Sohlen, ich möchte noch einmal Barbie als Beispiel anführen, in den letzten Jahren unserer sexuellen Beziehung bat ich sie, ihre Strümpfe beim Verkehr nicht mehr abzulegen, bald darauf auch den BH nicht mehr.

»Hast du dir schon mal Gedanken über die Bestattung des verstorbenen Zwillings gemacht, Kabamba hat mich eben angesprochen, das wird noch zum Problem.«

»Das ist wohl kaum meine Angelegenheit, aber meinetwegen bin ich dafür auch noch zuständig, was stellen sich die Eltern vor?«

Ich klang wirklich pampig.

Monika: »Begräbnisse sind in Afrika eine große Sache, eigentlich sind sie wichtiger als Hochzeiten oder Taufen ...«

»Apropos, wirst du deinen Toyboy heiraten?«

Es war das erste Mal in all der Zeit, dass sie mich nicht mit Bewunderung ansah, sie sah mich an wie ein Stück Scheiße, und tatsächlich gönnte ich niemandem sein Glück, außer ich kam darin vor, und schon gar nicht einem Rivalen.

»Er ist Arzt, und dafür hat er hart gearbeitet.«

Sie ging auf Abstand, obwohl es damals noch kein Coronavirus gab, sie tat, als sei meine Misanthropie ansteckend, und vielleicht war sie das auch.

»Jedenfalls wird jeder im Kongo mit so viel Pomp bestattet, wie sich die Familie gerade noch leisten kann, oder sie macht sogar Schulden, und Silvie und Luc finden, ihr kleines Mädchen habe das auch verdient, und sie selbst hätten das auch verdient, Kabamba kann dir das besser erklären.«

Wir stellten uns an die Seite, die Wichtigtuer zogen an uns vorüber, immerhin senkte jeder vor mir den Kopf, dann tauchte der Übersetzer auf. Er hatte uns schon gesehen, Monika trat vor.

»Dr. Kabamba, haben Sie einen Moment?«

Er blieb stehen, streckte die Hand aus, und Monika: »Prof. Rohr, Dr. Kabamba. Doktor, könnten Sie uns kurz einmal erklären, was die Eltern sich nach Almas Tod für den Leichnam vorstellen?«

Kabamba hielt die Finger zu einer Raute aneinandergelegt. »Kurz gesagt: Sie wünschen sich eine Zeremonie wie bei ihnen üblich, Aufbahrung des Leichnams in ihrer Hütte, um mindestens einen Tag lang Abschied zu nehmen, mit Geistlichem und möglichst vielen Gästen, die wollen auch bewirtet werden, danach die eigentliche Bestattung, die läuft dann eher schlicht ab.« Er sah Monika an, und ich begriff, es gab eine Verbindung, vielleicht war Monikas Toyboy sein kleiner Bruder, oder alle Kongolesen waren Brüder, jedenfalls gehörte sie zur Familie.

»Und ist das üblich bei den Kindern von Minenarbeitern? Mit Verlaub, die sterben doch dauernd.«

»Sie liegen nicht ganz falsch, Herr Professor, eigentlich ist es etwas unüblich und eher das Vorgehen für verdienstvolle Persönlichkeiten, aber in diesem Fall sehen die Eltern es so, dass Almas Opfer nicht verdienstvoller sein könnte.«

»Richtig, richtig«, immerhin bezahlte Alma mit ihrem Leben. Andererseits hätte sie es sowieso eingebüßt, aber ich beschloss zu schweigen, denn zu dem Zeitpunkt arbeitete sich Barbie noch daran ab, wenn auch mit den falschen Mitteln, mir das Wesen meines Sarkasmus abzugewöhnen oder ihn am liebsten ganz auszurotten, und tatsächlich trugen ihre Bemühungen gelegentlich Früchte.

»Normalerweise ist es so, dass verstorbene Kinder, bevor sie vergraben werden, in einen Pappkarton kommen, falls die Familie sich so viel Luxus leisten kann«, jetzt sah Kabamba mich an, und es war offensichtlich, dass ich nicht sein Bruder war, »aber oft muss es leider auch ohne gehen.«

Ich schwieg einen Moment und dann: »Alma wird hier eine Zeitlang gebraucht, es gibt sicher eine Obduktion ...«

Kabamba war dabei, sich eine Zigarette anzuzünden. Er sog langsam, blies den Rauch aus dem Mundwinkel zur Seite, knapp an mir vorüber. »Die Obduktion ist kein Problem, Sie können sich Zeit lassen. In Zentralafrika ist es üblich, den Leichnam wochen- oder monatelang einzufrieren, bis alle Vorbereitungen getroffen sind, die Seele lebt so lange weiter.« Sein Deutsch war wirklich hervorragend.

»Also, wir eskortieren sie eingefroren bis Katanga, bis ins Minengebiet?« Kabamba nickte. Er hielt uns seine Zigarettenschachtel entgegen, Monika deutete auf ein Verbotsschild.

Kabamba nahm noch einen Zug, er warf seine Zigarette auf den Beton, ein kleiner Schwaden stieg zwischen meinen Hosenbeinen auf.

Ich: »Sieh an, wenn das jetzt nicht das Ende des Postkolonialismus ist.«

Er: »Sie sagen es.«

Monika trat auf die Glut. »Können wir wieder? Also, den Eltern wäre es lieber, wenn wir Alma erst mal nur bis Kinshasa fliegen, und sie sich Zeit lassen können mit allem.«

Ich: »Was kostet das Ganze?«

Er: »Es gibt spezielle Lagerhallen, umgerechnet drei Euro fünfzig pro Tag, das Sterben ist in Afrika ein großer Markt.«

Ich: »Dann ist das abgemacht, mit allem Pipapo bleiben wir unter zehntausend Euro.«

Er: »Die Eltern wollen zwölf.«

Ich sah Monika an. »Du begleitest den Sarg und kümmerst dich um den Rest, dann kannst du deinem Boy gleich einen Besuch abstatten.« Wie von mir beabsichtigt, errötete sie.

Kabamba bückte sich und hob den Zigarettenstummel auf, eigentlich war er ein angenehmer Zeitgenosse, ganz sicher hatte die deutsche Sozialisierung ihren Teil dazu beigetragen.

Wir zogen einzeln ab.

*

Bevor ich bei Feuerbach Halt suche, gehe ich auf die Toilette, ich beuge mich beim Pinkeln vor, um besser meinen Schwanz begutachten zu können, allmählich sind die Glocken länger als das Seil, und ich war immer stolz auf meine körpernahen Hoden.

Ich verzichte auf das Händewaschen, die Jogginghose lasse ich am Boden liegen, für wen soll ich mich pflegen, aller Wahrscheinlichkeit nach wird keine Frau mehr mein Apartment betreten, ich werde auch der Putzfrau kündigen, ich lege mich ins Bett, zum letzten Mal warm von einem Frauenhintern.

In seiner *Unsterblichkeitsfrage vom Standpunkt der Anthropologie* macht sich Ludwig Feuerbach lustig über diejenigen Menschen, deren Orientierung sich auch auf die Zeit nach dem Tod erstreckt, und das sind die meisten, mich eingeschlossen.

Selbst ich als aufgeklärter Materialist (in der Philosophie sind das Menschen, nach deren Weltanschauung nur das Stoffliche existiert, die gesamte Wirklichkeit besteht nur aus Materie, der Geist ist Funktion molekularer Verbindungen im Hirn und daher ebenso vergänglich, von einer autarken Seele sprechen Materialisten erst gar nicht), selbst ich quäle mich mit der kindlichen Frage herum, wie es nach dem Tod für mich aussieht, werde ich es bequem haben in meinem Sarg, wird es nicht zu dunkel und zu kalt sein. Ich habe schon mit dem Gedanken gespielt, eine Heizung einbauen zu lassen und Lautsprecher für meine Lieblingsmusik, ein Kabel wird durch die Erde führen und für den nötigen Strom sorgen, außerdem ist erwartbar, dass ich das Vögeln vermissen werde, möglicherweise könnte sich meine Leiche mit einigen Pornostreifen behelfen. Ich kann nicht bestreiten, dass diese Gedanken mich trösten, insbesondere derjenige an die Pornos; so ließe es sich auf einigermaßen erträgliche Weise tot sein, aber Feuerbach hat nichts als Spott übrig für meine Schwachbrüstigkeit. Stattdessen bietet er mir gerade den verschrumpelten Schwanz als Ausweg aus meiner Todesangst an, das klingt zunächst absurd, aber natürlich hat Feuerbach sich wirklich mit dem Thema beschäftigt und allerhand argumentative Asse im Ärmel, das muss man ihm lassen, dass er ein ganzes Arsenal an Waffen auf die Feigheit des Menschen gerichtet hat.

Er teilt das Leben mehr oder weniger in vier Abschnitte: Kindheit, Jugend, Mannsein und Alter, von den Frauen redet Feuerbach erst gar nicht; im Grunde sprechen die meisten Philosophen den Frauen die Fähigkeit zu denken ab. Beim Übergang von einem Abschnitt in den nächsten sei die vorherige Person ohnehin schon gestorben; wenn ich sterbe, stirbt ja nur das, was ich eben gerade noch war. Am Ende nur noch der Tattergreis, von den anderen (dem Kind usw.) ist nichts mehr übrig, und so gleichgültig es uns ist, dass wir nicht mehr Kind sind, weil das Kind uns fremd geworden ist, wenn wir es zum Beispiel auf Fotografien sehen, so egal kann es uns sein, dass das Alter irgendwann ein Ende nimmt. Feuerbach meint wahrscheinlich zu Recht, es ist sogar einfacher, vom Alter mit seinen Unzumutbarkeiten Abschied zu nehmen (für mich zuvorderst von meiner eigenen sexuellen Unsichtbarkeit) als von der Kindheit oder Jugend oder dem Mannsein.

Kurz gesagt, so wenig bedauerlich die Vergänglichkeit früherer Lebensabschnitte war, so wenig soll uns der Tod anscheißen.

Das ist ein bisschen simpel, aber immerhin gut gemeint, ich spiele an meinem Schwanz, aber ich habe nicht einmal mehr Lust zu wichsen, die Frauen und Nietzsche und Feuerbach werden mich bald los sein. Vielleicht sollte ich mich der Form halber bei Barbie noch abmelden.

Auf dem Weg zum Getränkeschrank gibt mein Handy zum ersten Mal seit Tagen einen Laut von sich.

So viel erinnere ich noch: Es ist der Signalton für eine SMS. Ein alter Mann im Hemd und mit nacktem Arsch liest im Stehen die aller Wahrscheinlichkeit nach letzte Nachricht seines Lebens.

Sie hoffe, es gehe mir gut, schreibt sie. Dass sie im Bad meine Tasche gefunden habe. Natürlich hineingesehen habe, und dass sie jetzt manches besser verstehe. Dass sie es nicht fertigbringe, sie mir zurückzugeben, die bleibe vorerst in ihrer Obhut. Als Vorletztes: Sie gebe mir keine Tipps, ich wisse schon, was zu tun sei. Und als Letztes: Man sieht sich.

Auf dem kleinen runden Profilbild trägt sie die Haare lang und glatt und Ruthchen auch. Dieses Ruthchen hat keinen Lidstrich und keine falschen Wimpern und noch nicht einmal Lipgloss, und sie hat ungefähr genauso wenig Holz vor der Hütte wie ihre Mutter.

*

Der Radiologe hatte mehr oder weniger alle einbestellt, die im Operationssaal an der Trennung teilnehmen würden, also Hand an die Zwillinge anlegen würden, das waren mindestens dreißig Personen (in Hintergrund arbeiteten mehr als hundert weitere, Techniker und Handwerker und so fort, es gab sogar eine eigene Pressestelle), er wurde von seinen Assistenzärzten und -ärztinnen unterstützt. Die Assistenten waren auf bestem Wege, ebenso arrogante Nichtstuer wie ihr Chef zu werden, und weil sie am besten von allen jungen Ärzten verdienten, liefen ihnen jetzt schon die Flittchen hinterher.

Die Radiologen konnten nicht alle gleichzeitig einweisen, natürlich war ich als leitender Operateur als Erster dran.

Vorher wollte ich noch Tina aufsuchen, ich hatte einen präoperativen Geschlechtsverkehr wirklich nötig, zwar wusste noch keiner, wann der Eingriff tatsächlich stattfinden würde, es konnte jeden Moment sein oder in vier Wochen, falls Almas Zustand sich bessern würde, das wäre dem Outcome der Trennung unbedingt zuträglich, denn je länger das Team würde üben können, desto besser die Aussichten für Agathe, ein einigermaßen normales Leben führen zu können.

Für Alma wurde bereits jetzt eine Kühlkammer in Kinshasa reserviert, die Zeit drängte, die hochwertige Bestattungskultur auf dem schwarzen Kontinent hatte zwar zu einem Boom der Kühlkammerindustrie geführt, die Chinesen hatten den Braten bereits gerochen und ihre Finger im Spiel, es würde trotzdem noch eine Zeitlang dauern, bis der Bedarf als gedeckt gelten könnte, eine rechtzeitige Anmeldung vor dem eigenen Ableben und demjenigen Angehöriger galt unbedingt als empfehlenswert.

Ich habe noch nicht erwähnt, dass ich am Arbeitsort normalerweise Wert auf meine Erscheinung legte, zu Hause kam es seit meinem Rauswurf bei Barbie inzwischen vor, dass ich bis mittags im Unterhemd herumlief, in der Klinik wechselte ich aber weiterhin zweimal täglich den Kittel. Meier war die Herrscherin im Reich meiner Oberbekleidung, ich konnte mich wirklich auf sie verlassen, nicht einmal auszuschließen, dass sie sie selber wusch und bügelte. Es könnte sich um eine seltene Spielart des sexuellen Fetischismus gehandelt haben, ihr zuliebe mischte ich sogar den einen oder anderen Herrenslip zwischen die Wäsche, jedenfalls hingen auch an diesem Tag vier blütenweiße Kittel bereit, dazu vier Paar Berufsschuhe. Sie kennen diese Clogs für Ärzte, man kann darauf ohne Weiteres ejakulieren, und natürlich kommt es vor; sie lassen sich im Handumdrehen abwaschen.

Eine Universitätsklinik wie die in der Hauptstadt braucht einen riesigen Verwaltungsapparat, etwa tausend Angestellte, fast alles Frauen und fast alle sahen sie aus wie Tina, nur in der Größe ihrer Brüste und in der Haarfarbe unterschieden sie sich, wobei Tinas Orangeblond eindeutig dominierte. Ich brauchte gar nicht erst zu versuchen, mich ohne Navigationssystem im Verwaltungsgebäude zurechtzufinden, also fragte ich die Meier, sie hatte Tinas Büro nach zwei, drei Telefonaten ausgemacht, allerdings auch mein Motiv, ich tröstete sie mit einem *Sie sind die Beste*, sie drückte mir einen Donut in die Hand, sie ist eine gute Bäckerin und eine gute Seele, und das Beste an ihr (ich sagte es schon): Sie ist der Typus *nicht fickbare Fotze*, nicht einmal auf Koks, ich machte mich auf den Weg.

Ich wollte Tina überraschen, aber erst einmal überraschte mich ihr Büro, vielmehr ihr Großraumbüro, es lag im Souterrain des universitären Verwaltungsgebäudes, nicht dass ich auf dem Weg dorthin groß darüber nachgedacht hatte, wo sie ihr Dasein als Angestellte fristete, aber unterbewusst macht man sich immer eine Vorstellung von Orten, an denen man noch niemals gewesen ist. Ich war automatisch davon ausgegangen, dass die Brutalisten in den Untergeschossen für kleine Lichtschächte gesorgt hatten, jedenfalls sofern diese von Arbeitskräften benutzt werden sollten, aber dem war nicht so. Um sich des Eindrucks zu erwehren, dass man sich in der Sowjet-Ära der späten sechziger Jahre befand, hatte ein Nicht-Brutalist Lichtkästen an den Wänden installiert, in denen Efeu wucherte, dem schien das kurzwellige Licht zu bekommen, leider war die Entlüftung des etwa zwanzig mal zwanzig Meter großen Raumes noch weniger gelungen als in meinem Büro, es roch erbarmungswürdig nach dem Achselschweiß älterer Frauen.

Der Vergleich zur Käfighaltung drängte sich sofort auf, das Verhalten der armen Hühner war auch bereits auf die Damen übergegangen, als ich den Raum betrat, hoben alle gleichzeitig den Kopf.

Der Besuch eines gut gekleideten, bedeutsamen und offensichtlich kompetenten Mannes stellte natürlich eine Seltenheit dar, zwar herrschte auf den Fluren Leben, aber ich hatte keinen einzigen Vorgesetzten gesehen. Die meisten der Frauen erkannten mich wohl auch, ich wiederum hätte Tina nicht erkannt, denn sie saß hinter Glas, sie schien eine Art Führungsposition auf niedriger Ebene innezuhaben, die ich ihr keinesfalls zugetraut hätte. Sie stand auf und ging mir entgegen, alle Blicke auf uns gerichtet, und sie sah glücklich aus und stolz.

Ich sagte: »Es übertrifft meine schrecklichsten Vorstellungen, unter welchen Umständen du hier arbeiten musst.« Sie schwieg.

»Ich hole dich hier raus« (was ich nie tat), »koch morgen für mich, dann besprechen wir alles« (auch das taten wir nie, ein rein sexuelles Verhältnis ist im nichtsexuellen Kontext oft von Sprachlosigkeit geprägt), »um zwanzig Uhr bei dir.« Obwohl sie mich ansah, als schätze sie meine Hilfsbereitschaft nicht besonders, nannte sie mir ihre Adresse in einem der bescheideneren Bezirke, ich fügte noch hinzu: »Bitte kein Low Carb oder solchen Unsinn«, und ich hoffte, sie verstand meinen Humor.

Im Ganzen ist die Hässlichkeit der Klinik für Radiologie das Radikalste, was der Brutalismus der westlichen Welt hinterlassen hat, nirgendwo sonst wurde der Beton so konsequent roh belassen und die Konstruktion auf eine einzige

Großform reduziert, das Gebäude gleicht einem monumentalen Bunker, die amerikanische Architektengruppe hatte nicht vor, ihre Absichten zu verschleiern, es handelte sich um ein Geschenk der Vereinigten Staaten an die Erben von Nazideutschland, eine Art verspätetes trojanisches Pferd der Westalliierten. Das Schlimmste ist, es wird bald dem Denkmalschutz unterliegen, man denke an die armen Patienten: Wenn sie nicht schon verrückt sind, werden sie es spätestens beim Anblick dieses Gebäudes.

Mikes Ordination befand sich im zweitobersten Stock, in gewisser Weise straften die Brutalisten die Elite doppelt ab: Sie hatten für die Cafeteria die oberste Etage reserviert, Mikes Tumorpatienten trampelten ihm den ganzen Tag auf dem Kopf herum und ließen ihre Teller und Messer und Gabeln fallen.

Er erwartete mich bereits, und mit ihm die anderen leitenden Ärzte, tatsächlich war ich etwas zu spät, Mike sagte: »Schön, dass wir vollständig sind, denn in der derzeitigen Situation können ein paar Minuten über Leben oder Tod entscheiden, wobei wir schon beim Thema sind«, zweifellos hatte er die Absicht, sich aufzuspielen, es waren keine Stühle herbeigeschafft worden, er ließ uns stehen.

»Das Einzige, womit wir den Kindern jetzt noch helfen können, ist üben, üben und üben, und darum habe ich das hier für Sie.« Er schnippte mit den Fingern, im Nebenraum schienen sich mehrere Wägelchen in Gang zu setzen, ich betete, sie würden befördert von dem einen oder anderen seiner Aktmodelle, der Gedanke, dass Mike nackte Mittzwanzigerinnen taxierte, auf Leinwand bannte und zweifellos auch flachlegte, erfüllte mich mit blankem Neid.

Das erste Wägelchen war neben ihm zum Halt gekommen, seine Chauffeuse hatte kurzes, blondes Haar, sie trug eine schwarze Brille und sah aus wie ein Pornosternchen in der Rolle einer Ärztin, ein beliebtes Motiv, ich besorgte es mir selbst gern dazu, wenn auch nicht öfter als zwei, drei Mal im Jahr, es war das einzige Setting, in dem ich mir mich selbst als Sub vorstellen konnte. Mike nickte ihr zu, sie mit Namen und akademischem Titel vorzustellen, hielt er für unnötig. Sie beugte sich über den Wagen und hob etwas in die Luft, es war ein exaktes, transparentes Modell der Zwillinge, es wog natürlich deutlich weniger, sie reichte es dem erstbesten Kollegen, und das war ich, ich fasste die Skulptur mit beiden Händen, ihre Perfektion ließ mich alles vergessen, ich betrachtete sie von allen Seiten, in dieser Detailtreue war die Verschmelzung der Zwillinge in vivo nicht zu erkennen gewesen.

Mike: »Die Basis für diese Modelle bilden die aktuellen Scans der Computer- und Magnetresonanztomografien. Ein Rechner, der feinste Strukturunterschiede um ein Zigtausendfaches besser erkennt als unser Auge und Gehirn, errechnet daraus ein dreidimensionales Bild und sendet es an den 3-D-Drucker, das ist Ihnen natürlich bekannt. Aber nicht nur an den Drucker, sondern inzwischen auch in bestechender Qualität an eine 3-D-Brille, wie Sie gleich sehen werden.« Ich reichte die Skulptur weiter, hinter mir stand schon wieder die Schweingruber. Mike weiter: »Ich möchte Sie ausdrücklich bitten, die geprinteten und die virtuellen Modelle zu nutzen ...«, er hob ein weiteres, deutlich größeres Zwillingspaar in die Höhe, »legen Sie sich das Modell zurecht, genau so, wie Sie die Kinder lagern werden, üben Sie, sie zu drehen, zersägen Sie sie und setzen sie wieder zusammen, und hoffentlich bleibt uns genügend Zeit, das alles auch gemeinsam und nach einem Fahrplan zu tun, den Kollege Rohr für uns ausarbeitet.« Das war tatsächlich so, ich würde den Abend und die Nacht darauf verwenden, eine exakte Timeline für die Operation zu erstellen, trotzdem gefiel mir Mikes paternalisierender Tonfall überhaupt nicht.

Die blonde Pornoärztin hatte schon das nächste Objekt in den Händen, es handelte sich um die vergrößerte Nachbildung beider Herzen samt ihrer zu- und ableitenden Gefäße, ein Blick genügte, um die fatale Prognose für Almas missgebildetes Organ zu bestätigen, bestenfalls besaß sie ein halbes Herz. Dafür befand sich in ihrem Oberbauch ein Blutgefäß von der Dicke einer Hauptschlagader, nur war es nicht die Hauptschlagader, und selbst einem Laien durfte klar sein, dass es dort so nicht hingehörte, es entsprang kurz unterhalb von Agathes Herz, und statt Agathes oberen Verdauungstrakt mit sauerstoffreichem Blut zu versorgen, mündete es in Almas Kreislauf. Die Schweingruber hatte sich an meinen Rücken und unvermeidlich auch an meinen Hintern gedrängt (der Begriff *Arsch* ist für mich zwingend mit dem weiblichen Sexus und den allgegenwärtigen Möglichkeiten, die er bietet, verknüpft), überraschenderweise war mir ihre Nähe nicht so unangenehm wie erwartet, sie sagte: »Sehen Sie sich diese Schlagader an, geradezu obszön.« Ich nickte, sie weiter: »Scheiße, Rohr, Sie werden derjenige sein, der diese Arterie an Schwester 1 anschließt, wo sie hingehört, und in demselben Moment klemmen Sie Schwester 2 den Saft ab. Ich habe Sie immer für einen Wichser gehalten, aber um diese Aufgabe beneide ich Sie nicht.«

Sie sah mich beinahe mitfühlend an: »Wie kriegen Sie das mit Ihren Gefühlen vereinbart?«

Zum Glück blieb mir die Antwort erspart (ich kannte sie selber nicht), denn gerade kam der nächste Wagen hereingerollt, er war bedeutend größer, darauf befanden sich diverse Organe aus verschiedenfarbigem, transparentem Kunststoff, ich erlebte eine Art Flashback. Im Studium hatte es einen Pathologiekurs gegeben, den Studenten wurden auf silbernen Tabletts Körperteile präsentiert, echte Körperteile, fast immer gealterte Organe, deren Besitzer an verschiedenen, schwerwiegenden Erkrankungen gelitten hatten, Raucherlungen, zirrhotische Lebern, an Infarkten zugrunde gegangene Herzen oder vom Krebs zerfressene Mägen, gelegentlich auch ganze Köpfe. Normalerweise kamen beim Anblick dieser Präparate keinerlei Gefühle auf, aber manchmal waren die Organe nur tischtennisballgroß, und es stellte sich bei den Studenten heraus, dass sozusagen niemand immun dagegen war, Kinder tot zu sehen.

Nun hielt ich die transparenten Organe der Zwillinge in den Händen, Leber, Niere und Blase, Dünn- und Dickdarm, Geschlechtsapparat, Gefäße und Nerven, das knöcherne Skelett und den Muskelapparat, teilweise in zweifacher Ausführung, original und stark vergrößert, was an sich keine Besonderheit darstellte, wir hielten dauernd Organe in den Händen, aber erst jetzt wurde wirklich ersichtlich, wie wenig davon Alma gehörte und wie gravierend die Verwachsungen waren und dass ein akzeptables Ergebnis nur zustande kommen würde, wenn das Wesentliche, das Überlebensnotwendige, einem Kind zugeteilt werden würde, es reichte niemals für zwei.

Mike: »Wie Sie sehen, haben wir die verschiedenen anatomischen Strukturen möglichst realitätsnah eingefärbt, Arterien sind rötlich, Venen bläulich, Nervenbahnen gelb und so weiter, als Werkraum für Sie haben wir übrigens einen OP frei gemacht, da sind Modelle und Werkzeug für alle. Bitte fangen Sie gleich heute an, sich mit dieser in jeder Hinsicht fremden Anatomie vertraut zu machen.« Er schnippte mit den Fingern, schon rollte Wagen drei über die Schwelle.

Die Schweingruber war abgerückt, aber ich spürte noch ihre Nähe, ihren Elektromagnetismus, ein Mann fühlt es, wenn sich eine Frau hinter ihm befindet oder auch nicht, primär gilt dies natürlich für geschlechtsreife Frauen mit einer gewissen Spanne vor und nach der ersten und letzten Mens. Die Schweingruber fiel in das *Danach*, aber es konnte noch nicht lange her sein, ich drehte mich zu ihr um: »Wir haben zwei Möglichkeiten, entweder wir unterbrechen gleich zu Anfang der OP Almas Blutzufuhr, dann ersparen wir uns die ganze verlogene Scheißmühe mit der Zuteilung der Organe, oder wir teilen zuerst alles auf und unterbrechen dann die Blutzufuhr, und Almas kaputtes Herz muss beweisen, was es draufhat.«

Schweingruber: »Möglichkeit eins fällt aus. Wir können Alma nicht einfach töten, ohne irgendwas versucht zu haben«, jetzt sah sie beinahe menschlich aus. »Also alles fein säuberlich trennen und dann das Opfer bringen.«

»Davon hat niemand was, weder Agathe noch Alma, außer der Öffentlichkeit.«

»Es darf kein Zweifel aufkommen, dass wir alles getan haben, um Alma zu retten, so ist der Deal«, womit sie recht hatte. Nicht auszuschließen, dass wir doch noch Freunde würden.

Ich wollte etwas Ermutigendes sagen: »Mangel an Haut werden wir jedenfalls nicht haben«, denn es würde darauf hinauslaufen, Agathes Rumpf mit Almas Haut zu decken, und das war ein Glücksfall. Normalerweise setzte man Monate vor dem Eingriff Expander ein, sich allmählich unter der Haut aufblähende Ballons zwecks Erzeugung großer Gewebslappen, aber so viel Zeit war nicht. »Würden Sie eine Probe-OP zusammen mit dem Wichser machen?«

»Lässt sich wohl nicht vermeiden.«

Wagen drei wurde von einem sehr mageren Aktmodell angeschoben, ich hatte sie schon einige Male gesehen, sie stand kurz vor der Facharztprüfung für Radiologie, eine begabte junge Kollegin, und aus der Kunst weiß man, auch die Unscheinbaren können nackt einen vollkommen unerwarteten Reiz entfalten. Ich musste sofort an den weltberühmten Künstler und seine knochigen, kauernden Modelle und ihre provokativ zur Schau gestellten Geschlechtsteile denken, dessen Name mir jedoch nicht einfiel, grundsätzlich hat es mich immer gewundert, dass in den Museen die unverschämtesten Obszönitäten dargeboten werden, die auf jeder anderen Darstellung dem Jugendschutz unterliegen würden, ganze Schulklassen ziehen daran vorbei.

Auf dem Wagen befanden sich fünf oder sechs 3-D-Brillen, einfachere Versionen gab es schon seit Jahren, natürlich waren meine Söhne unter den ersten Besitzern gewesen, noch bevor die Universitätsklinik sie angeschafft hatte. Barbie pflegte alles Zeug zu kaufen, das sie verlangten, daran hat sich bis heute nichts geändert, es gab schon damals die widerlichsten Videospiele im virtuellen Raum, die Jungs erhielten eine hochwertige, lebensnahe Ausbildung im Töten, ein weiterer Baustein ihrer Erziehung zu Monstern. Heutzutage beschäftigt sich jeder Chirurg mit der Umsetzung radiologischer Schichtbilder in dreidimensionale Abbildungen, darum erkannte ich natürlich das Modell, eine ultramoderne Microsoft HoloLens 2.

Mike, jetzt mit HoloLens: »Es ist die zweite Generation, und diejenigen, die mit der ersten gearbeitet haben, werden feststellen, dass wesentliche Mängel beseitigt wurden.«

Er wackelte mit dem Kopf: »Zum Ersten wiegt sie nur noch die Hälfte und lässt sich besser befestigen, das ist während einer mehrstündigen OP ja nicht unerheblich.«

Er betrachtete uns durch dunkel getönte Gläser, sie ließen seine Augen gerade noch erkennen, darüber, etwa in Höhe der Augenbrauen, befand sich ein schwarzer Kasten, darauf zeigte er und sagte: »Das ist der Rechner, und zwar der einzige, da ist alles drin, kein Bluetooth, kein WLAN.«

Er sah sogar in dieser lächerlichen Verkleidung gut aus, es war zu befürchten, dass das auf mich nicht zutreffen würde.

»Ich sehe den Raum und alles, was sich darin befindet, auch Sie, verehrte Kolleg*innen ...«, die jüngeren Ärzte hatten sich das Gendern mühelos angeeignet, »... und ich sehe das Hologramm, also ein oder mehrere dreidimensionale Objekte, die im Raum schweben, notwendigerweise eine Tastatur oder eine Benutzeroberfläche, wie wir sie gewohnt sind, um Programme anzusteuern und Befehle zu geben oder die Helligkeit und Lautstärke einzustellen, und ich sehe einen menschlichen Körper, den ich selbstverständlich auch vergrößern und verkleinern und drehen kann, und auch betreten; zum Beispiel kann ich in unsere Zwillinge hineingehen, oder sagen wir, in ihr Herz.«

Er machte eine spreizende Bewegung mit den Fingern wie auf einem Bildschirm, um ein Objekt zu vergrößern: »Ich betrete jetzt Agathes linken Vorhof, er ist in etwa so groß wie Ihr Kleiderschrank zu Hause, und übrigens erkennt die HoloLens natürlich meine Handbewegungen.«

Er tat einen Schritt vorwärts, er schien etwas mit den Händen beiseitezuschieben: »Durch die Mitralklappe in die linke Herzkammer«, er drückte eine Taste, die sich irgendwo in der Luft befand, und fuhr fort: »Sie können Ihrer HoloLens die Befehle, wie gesagt, auf einem virtuellen Schaltfeld, per Spracherkennung oder per Eyetracking geben, aber machen wir es nicht zu kompliziert.« Er besaß die Frechheit, mich anzusehen, jedenfalls kam es mir so vor, und wandte sich seinen Assistentinnen zu: »Eine Brille für Professor Rohr, bitte, wir demonstrieren nun den Gebrauch eines gemeinsamen Raums durch zwei verschiedene Nutzer, darf ich Sie in Agathes Arteria mesenterica superior einladen, Herr Kollege Rohr, die ja unserer besonderen Aufmerksamkeit bedarf. Wir sehen gleich zwei Avatare, einen älteren und einen jüngeren, das sind der Professor und ich.« Die Assistentin war bereits dabei, mir die HoloLens am Schädel festzuschnallen.

*

Es besteht kein Zweifel daran, dass, je älter man wird, die Vergangenheit umso glorreicher erscheint, auch wenn man die Jugend nicht noch einmal erleben möchte; in meinem Fall trifft es auf die ersten Jahre mit Barbie zu. Wir unternahmen Reisen und besuchten einen Tanzkurs, sogar Freunde hatten wir (ursprünglich waren es Barbies Freunde gewesen, ich hatte nie Zeit dafür gehabt, mir eigene zu suchen), das alles, als wir noch vögelten, also in den zwei, drei Jahren, bevor die Jungs auf die Welt kamen. Danach stellte Barbies Möse innerhalb weniger Monate den Betrieb ein, in ihren Arsch hatte sie mich sowieso nie gelassen, aber das macht einem Mann, wenn er noch jung ist, gar nicht mal so viel aus. Leider ist es so, dass die Reizschwelle mit zunehmendem Alter höher wird und der Mann eine Muschi kaum noch wahrnimmt, letztlich ist der Reibungskoeffizient im Arsch auch höher.

In der Jugend ist man Eindrücken und Empfindungen schutzlos ausgeliefert, und das verleiht allem einen Glanz, man fühlt sich lebendig, und je beschissener es einem in der Gegenwart geht (ich möchte behaupten, so beschissen ging es mir noch nie), desto offenkundiger wird, dass es für dieses Problem nur eine Lösung gibt, nämlich, streng nach Nietzsche, die Selbstabschaffung. Ich trinke das vierte Glas meines Bricco dell'Uccellone 2017, ich hätte es selbst nicht für möglich gehalten, aber je mehr ich trinke, desto weniger schrecklich erscheint mir der Gedanke, Barbies Stimme zu hören.

Sie hat sofort nach der Scheidung ihren Mädchennamen wieder angenommen, nun gut, das ist verständlich, welche Ex möchte schon Rohr heißen?

Sie meldet sich mit: »Wingert.« Ich sage: »Ich bin's, hör mal, ich komm gleich vorbei.«

»Was soll der Scheiß.« Sie legt auf.

Es gelingt mir tatsächlich, mich anzuziehen, ich gebe mir sogar Mühe, denn vielleicht gehe ich auf meine eigene Beerdigung, ich möchte nicht als Asi in die Gerichtsmedizin gekarrt werden, wo die Kollegen seit Längerem den Champagner kalt gestellt haben. Der Niedertracht von Ärzten sind keine Grenzen gesetzt, mehr als die eigenen Kollegen verabscheuen sie höchstens noch ihre Patienten, jedenfalls einen stattlichen Anteil, zum Beispiel diejenigen, die Diagnose und Therapie schon ausgearbeitet haben und auch sonst alles besser wissen. Wir nennen sie *Dr. Google*, im schlimmsten Fall ist der Arzt nichts anderes als ihr verlängerter Arm. Ich lasse das höchstens den Saudis durchgehen, die können aus naheliegenden Gründen alles von mir bekommen, was sie wollen.

Zurück zu den Infamitäten meiner Kollegen, es mangelte mir mein ganzes Berufsleben lang an Geduld mit ihrer Dämlichkeit, umso gereizter werden sie sich gebärden, wenn ich tot bin, nicht auszuschließen, dass sie mir den Schwanz abschneiden und in den Mund stopfen oder mir die Ohren an den Arsch nähen, all das kommt mehr oder weniger regelmäßig vor, ich möchte wenigstens gut aussehen dabei oder mir einen Rest von Würde bewahren.

Barbie öffnet mir im Hausmantel, sie weiß, dass ich ihre Hausmäntel nicht ausstehen kann, allenfalls würde ein raffiniertes Dessous das Ganze retten, und selbst darin bestünde in diesem Fall keine Hoffnung, ihre Muschi sieht aus wie durch den Fleischwolf gedreht (eigentlich schon immer, vor lauter Falten verirrt und verheddert man sich und findet das Loch nicht), aber ich habe mir vorgenommen, nett zu sein. Außerdem lässt sich nicht bestreiten, dass Barbie allen Grund hätte, ebenso gehässig über meinen Schwanz zu denken. Von allen Frauen ist sie diejenige, vor der ich am meisten Angst habe, bei Licht betrachtet habe ich nur vor den ganz jungen keine Angst, und ich brauche nicht einmal einen Therapeuten, um den Zusammenhang zu meinen sexuellen Präferenzen herzustellen.

Der Hausmantel gibt Barbies Dekolleté frei, und als sie mich erkennt (dies geschieht mit einer Verzögerung von drei oder vier Sekunden), färbt es sich puterrot, auch ihr Hals erinnert an einen Truthahn.

»Mein Gott, Bernhard, ich hätte dich fast nicht erkannt.« Sie ist die einzige Person, die meinen Namen noch ausspricht, wie mein Vater es beabsichtigt hatte, mehr gibt es über ihn nicht zu sagen.

»Du hast dich überhaupt nicht verändert, Barbie.« Es ist ihr zuzutrauen, das als Kompliment aufzufassen.

Sie ist noch immer keinen Schritt zurückgewichen: »*Babette*. Was willst du?«

Ich: »*Du* hast angerufen.«

»Das war keine Einladung.«

»Das hier war auch mein Haus.«

»*Das hier* hat mein Vater gebaut, und es gehört mir.«

Sie tritt zurück: »Fünf Minuten«, ich folge ihr in den Flur. Sie hat ganz offensichtlich jede meiner Spuren getilgt, aber immerhin befinden sich die neuen Möbel weitgehend am selben Ort wie ihre Vorgänger, zum Beispiel rechts hinter dem Eingang die Garderobe. Dort hängt ein olivgrüner Parka, so viel Hässlichkeit ist nicht einmal meinen Söhnen zuzutrauen.

»Du hast Besuch.«

»Nein, er wohnt hier.«

Sie geht in die Küche, von hinten sehe ich, sie hat abgenommen, ihr Gang ist federnder als vor zwei Jahren, sie tut etwas für sich.

Eine solche Küchenlandschaft ist unter achtzigtausend Euro nicht zu haben, ich setze mich auf einen gesteppten Stuhl: »Jetzt weiß ich, wo mein Unterhalt bleibt.«

Barbie steht an die Spüle gelehnt, sie hält die Arme verschränkt, sie lacht, es ist ein besonderes, für mich reserviertes Lachen: »Ich erspare uns die Antwort, Bernhard, ich habe nicht ewig Zeit, es ist dreiundzwanzig Uhr, also, worum geht's?«

Sie öffnet einen Schrank, nimmt zwei Gläser heraus, ich sage: »Unsere alten Gläser waren fünfundzwanzig Jahre gut genug.«

Sie geht zum Kühlschrank, kehrt mit einer angebrochenen Flasche zurück: »Damit dir das Reden leichter fällt.«

»Du begehst nie eine Handlung anders als absichtsvoll, jedenfalls nicht in meinem Beisein, Barbie.«

Sie schenkt ein und trinkt, ohne mit mir anzustoßen.

»Ich wollte dir Lebwohl sagen.«

Sie sieht auf.

»Ich werde nicht mehr gebraucht. Von unseren Söhnen nicht und von dir auch nicht.«

Sie zuckt die Schultern.

»Was ist mit Frauen? Du hattest doch eine?«

»Ich bin total allein und im Begriff zu verwahrlosen.«

»Ehrlich? Du fickst nicht mehr?« Sie lacht.

Sie greift in die Tasche ihres Hausmantels, bietet mir eine Zigarette an, wir rauchen, es ist unser friedlichster Moment seit fünfzehn Jahren.

»Wen soll ich denn noch ficken? Meine Zielgruppe ist dreißig Jahre jünger als ich.«

Sie unterbricht: »Fünfzig«, und sie hat recht.

Eine Minute vergeht, sie sagt: »Dann lässt du es halt bleiben.«

»Was?«

»Ficken. Leben.«

Sie zeigt auf meinen Hals.

»Du nimmst es noch immer«, und ich: »Was?«, obwohl ich die Antwort kenne.

»Das ganze Zeug. Propofol. Koks. Tabletten.«

Ich nicke.

Wir haben die Flasche geleert, früher haben wir zwei geschafft, Barbie sagt: »Eine Alternative gibt es«, sie lehnt sich zurück, ihre Titten sind verschwunden oder befinden sich weiter unten, im Gegensatz zu meinen Geliebten hat sie mich an ihrem Körper nie etwas machen lassen: »Du tust mal etwas Gutes, zur Abwechslung.«

Im Stockwerk über uns fällt etwas zu Boden, ein kleiner, harter Gegenstand, vielleicht eine Fernbedienung, ich kenne die Geräusche dieses Hauses wie die meiner Eingeweide.

Ich: »Ich wüsste nicht, wem.«

Sie: »Du wüsstest auch nicht, wie.«

Oben rauscht das WC.

Sie: »Hast du dich jemals bei ihren Eltern entschuldigt?«

»Nein, die waren ja schon weg, als ich mir die Entlassungsurkunde abholen durfte.«

»Na also.«

»Du meinst, ich soll ihnen in den Kongo nachreisen?«

Sie steht auf und sagt: »Denk selbst nach.«

Sie ist im Begriff, die Küche zu verlassen, barfuß, wie sie gekommen ist. Sie hat sich die Nägel nie lackiert.

Ich: »Wo ist der Polke?«

»Über dem Bett.« Sie dreht sich nicht mehr um. »Du weißt, wo die Tür ist, und lass dich hier nicht mehr blicken, Bernhard.«

Kurz darauf höre ich über mir Stimmen, Barbies Vater war nicht einmal in der Lage, dafür zu sorgen, dass die Familie nicht jeden meiner Fürze hörte.

Ich stoße den Stuhl zurück, die Flasche fällt vom Tisch, merkwürdigerweise bleibt sie heil, sie rollt den ganzen Weg bis zum Kühlschrank, der Boden ist abschüssig, das ganze Haus ist schief, irgendwann wird Barbie hier rausmüssen, aber das Grundstück ist ein Vermögen wert, ich gehe durch den Flur und nehme den Parka vom Garderobenhaken, ich werfe die Tür zu, es ist wirklich kalt geworden, gut, dass ich etwas anzuziehen habe, ich gehe zum Porsche, morgen bin ich tot oder auf dem Weg nach Kinshasa, ich werde mir zu Hause einen kleinen Shot setzen und dann entscheiden.

*

Auf dem Weg zu Almas Herz war mein Avatar zunächst Mike gefolgt, wir hatten die gemeinsame Arteria mesenterica superior hinter uns gelassen, sie war wirklich gewaltig, wir hatten die Grenze von Agathe zu Alma überquert, waren entgegen der Richtung des Blutstroms über Almas Hauptschlagader in ihre verkümmerte linke Herzkammer gelangt (die Kollegen im Raum folgten uns am Bildschirm), das Blut strömte rot für sauerstoffreich, blau für sauerstoffarm.

Dann verließ ich Mike, stieg durch das Loch in Almas Herzscheidewand in eine unterentwickelte rechte Herzkammer, normalerweise führt sie blaues Blut, aber dieses war schwarz, die Pumpleistung äußerst schwach, ich kehrte zurück über die gemeinsame Arterie in Agathes Herz.

Außer dass es sich auf der falschen Seite des Brustkorbes befand, schien es keine Anomalitäten aufzuweisen, nur war es etwas größer, als Kinderherzen normalerweise sind, und ich fragte mich, ob es jemals aufhören würde, für zwei zu schlagen.

Ich hätte mich gern noch auf den Weg in die gemeinsame Leber gemacht, wenngleich deren Trennung mir kein besonderes Kopfzerbrechen bereitete, vielmehr schien der Eingriff so profan, dass ich ihn sogar Zarrouk zugetraut hätte, man würde sie aufhängen und in der Mitte teilen, dies würde mittels eines Bandes geschehen, an dessen Rändern wir entlangschneiden würden, Blutgefäße waren ausreichend vorhanden, um anschließend zwei Lebern am Laufen zu halten.

Mike sagte: »Ich denke, das war genug, und wir lassen die Kollegen ran«, das Bild vor meinen Augen erlosch, und ich sah nur noch die magere Assistentin, sie hob mir die HoloLens 2 vom Kopf, nicht nur sie, die ganze Wirklichkeit schien mir blass, und ich begann, zukünftige Generationen darum zu beneiden, dass sie größere Teile ihres Lebens in der Mixed Reality verbringen würden.

Mir war etwas schwindelig, die Magere sagte *hoppla*, sie beeilte sich, mir den einzigen Stuhl unter den Hintern zu schieben. Mike: »Irgendwelche Fragen?«

»Ja«, fiel die Schweingruber ein (sie hatte die Hand in einer maternalisierenden Geste auf meine Schulter gelegt, und tatsächlich war ich tief in meinen Sitz gesunken, die Anstrengungen der letzten Tage und Wochen forderten ihren Tribut, jedoch bestand Anlass zur Hoffnung, dass zwei, drei Shots mich bis zur Operation aufmöbeln würden), sie fuhr fort: »Ist geplant, die HoloLens während der OP einzusetzen, und wenn ja, wie?«

Ich murmelte: »Hand weg, Bitch«, und erhob mich, bei einem meiner seltenen Besuche hatte mir der Psychiater eine leichte Gynophobie attestiert, auf diese Weise erkläre sich mein misogynes Sexualverhalten respektive meine misogyne Sprache (Schlampe, Fotze und so weiter). Ich sagte laut: »Die Vorteile der HoloLens lägen auf der Hand, aber die Antwort lautet *nein*.« Es war wirklich an der Zeit, die natürliche Ordnung mit mir am Ende der Fresskette wiederherzustellen.

Die Schweingruber blaffte: »Was heißt hier nein!« Das Fragezeichen als Satzzeichen existierte nicht für sie.

Eigentlich wusste sie die Antwort: Wir waren noch nicht so weit, Rechenleistung war ausreichend vorhanden, aber es haperte an der Schnittstelle von Maschine zu Mensch, wir hatten uns an großformatige LCD-Farbmonitore über dem OP-Tisch gewöhnt, aber noch nicht an Computer auf unserer Stirn und Hologramme in unserem Blickfeld.

Mike strich sich sein sehr schwarzes Haar aus dem Gesicht, beinahe hätte man es als Mähne bezeichnen können, von der Sorte, die in Wellen in den Nacken fällt, für einen kurzen Moment nahm mein Neid existenzielle Züge an, zwar war mein Haartransplantat so dicht, dass es die Kopfhaut nicht durchschimmern ließ, trotzdem hatte es bestenfalls die Qualität von Achselhaar, nie wieder würde es die ölige Glätte der Jugend annehmen.

Er sagte: »Lassen Sie mich das erklären, Bernard«, er war doch ein ziemlicher Angeber, aber ich musste ihm zustimmen, unter den Anwesenden waren Kolleginnen, die von Technik keine Ahnung hatten, zum Beispiel die Dermatologin, die Psychiaterin und alle anderen nichtoperativen Fächer, man kann ohne Übertreibung sagen, sie köchelten seit Jahrzehnten in ihrem eigenen Sud.

Mike weiter: »Wir warten alle darauf, dass die Brille uns beim Operieren die Bilder des Patienten einblendet oder ein 3-D-Modell seines Herzens und wo wir schneiden sollen, und das höchste der Gefühle wird sein, wenn es dann richtig mit der Augmented Reality losgeht, und uns die dreidimensionale Darstellung auf den lebenden Patienten gelegt wird; dann wird es Hilfslinien geben, die scheinbar auf das OP-Feld gezogen sind und uns vorgeben, wo die Grenzen des Tumors liegen, den wir zu exzidieren haben; aber wir müssen uns noch etwas gedulden, wir müssen bereit sein, in kleinen Schritten voranzugehen, und ich möchte noch anmerken, dass bei alldem der Radiologie eine enorm große Rolle zukommen wird.« Plötzlich wurde mir klar, wie sehr ich auch Männer wie Mike und ihre verdammte Selbstsicherheit fürchtete. Ich bemerkte: »Habe ich übrigens schon gemacht«, und wirklich hatte ich neulich bei einer Punktion der unteren Wirbelsäule eine HoloLens getragen. Es war darum gegangen, Hirnwasser zu entnehmen und dabei den optimalen Einstichpunkt und -winkel der Punktionsnadel zu bestimmen, zugegebenermaßen glückte uns das in der vorrobotischen Vergangenheit nicht immer, aber diesmal verlief die Punktion bestechend gut, sie wurde aufgezeichnet und den Studenten vorgeführt, hinterher hatte ich allerdings Kopfschmerzen.

Mike sagte: »Großartig, aber wir alle und auch Frau Kollegin Schweingruber wissen, dass wenn wir eine Wirbelsäule punktieren und massenhaft Zeit haben, uns die künstliche Intelligenz schon mal das Skalpell führen kann ...«, er hatte tatsächlich von meinem Eingriff gehört, »... aber doch nicht, wenn wir die Organe zweier Kleinkinder trennen, deren Anatomie wir kaum überblicken und die wir im Verlauf der Operation mehrfach werden wenden müssen«, er geriet ein wenig aus der Fassung, »und wenn uns Gott weiß welche Überraschungen erwarten, weil wir vierundzwanzig oder sechsunddreißig Stunden lang improvisieren müssen, was wollen Sie da mit der HoloLens auf der Nase, Frau Kollegin Schweingruber, wir werden zu zwanzig oder dreißig am Tisch stehen und uns auf den Füßen herumtrampeln.«

Ich nickte, und natürlich wollte ich das letzte Wort haben: »Ich schwöre Ihnen jetzt und hier, Frau Kollegin, dass wir in dieser Klinik die Ersten sein werden, die während einer OP mittels 3-D-Brille in den Patienten hineinblicken, ohne ihn aufzuschneiden, eine Brille, die uns warnt, wenn wir einem Gefäß oder Nerven zu nahe kommen, und als Nächstes werden wir auf dieselbe Weise winzige Operationsroboter durch den Körper des Patienten schicken, hier an dieser Klinik.« Das glaubte ich wirklich. »Stellen Sie sich die Presse vor.«

Darauf Schweingruber: »In dem Tempo werden wir Mitte der 2030er so weit sein, und das einzig Gute daran ist, dass dann einige hier im Raum schon nicht mehr alle Tassen im Schrank haben werden.«

Ich entgegnete: »Und einige werden dort gelandet sein, wo sie schon immer hingehört hätten, nämlich hinter den Herd.« Nun würde es wohl doch nichts mit unserer gemeinsamen Modell-OP. Ich fügte noch hinzu: »Wie auch immer, die Chirurgie wird federführend sein«; aber eigentlich wusste ich, 2030 wären diejenigen von der alten Schule weitgehend ausgestorben, in Wahrheit konnten die Jungen schon jetzt nicht mehr richtig operieren.

Schweingruber: »Keine Sorge, Rohr.«

Kaum jemand hatte noch zugehört, die meisten trugen ihre HoloLens und bedienten unsichtbare Schaltfelder.

Es war alles sehr anstrengend.

Die Übungen im Werkraum erwiesen sich als relativ unergiebig, ich sägte eine Weile lustlos und mehr oder weniger aus Höflichkeit an Agathes und Almas Kunstharzdoubletten herum. Kunstharze bestehen aus zwei Komponenten, durch die Kombination entsteht eine Masse, sie wird gespritzt und mit UV-Strahlen ausgehärtet, man hatte uns Modelle verschiedener Härten zur Verfügung gestellt, die harten zum Sägen, wie die beiden verwachsenen Becken, die weichen zum Schneiden, Almas missgebildetes Herz oder die gemeinsame Leber, an sich faszinierend, aber inzwischen schon fast ein alter Hut, für einen erfahrenen Chirurgen wie mich überflüssig, ein bisschen spannend wurde es erst, als ich überlegte, wo ich die gemeinsame Arteria mesenterica superior am besten durchtrennen würde. Ich versuchte drei oder vier verschiedene Winkel, dafür verschwendete ich einige Modelle des Gefäßsystems. Es ging mir vorwiegend um die Senkung meiner Hemmschwelle, Almas Leben mit einem Schnitt ein Ende zu setzen, das Einüben einer stereotypen Bewegung konnte dabei hilfreich sein.

Der Chef hatte mich mehrmals angerufen, erfreulicherweise sei es kein Problem, die nötige Anzahl von Experten aufzutreiben, im Gegenteil, er habe sich vor Angeboten kaum retten können, von diesem Kuchen wollten viele ein Stück abhaben. Er habe das doppelte OP-Team schon fast zusammen, man werde sich abwechseln, niemand könne zwölf Stunden lang operieren, erst recht aber gehe es um den Moment, wo wir es urplötzlich mit zwei Kindern zu tun haben würden.

Außer der Gynäkologin, der kleinwüchsigen Kinderpsychiaterin, der Ersatzanästhesistin und der Schweingruber war keine einzige Frau dazugestoßen, erfahrungsgemäß wird die Luft oben dünn.

Der Abend versprach auch keine Ruhe.
Ich hatte mir erlaubt, die Klinik etwas eher zu verlassen und nach Hause zu gehen, die OP-Planung stand mir bevor, aber erst einmal traf ich die Putzfrau an, sie war Zeugin Jehovas, und ich träumte seit Langem davon, sie nackt zu sehen, gerade weil sie ihre Reize unter weiten Blusen und langen Röcken verbarg, das machte mich regelrecht wild. Leider war nichts zu machen, ich konnte mir ihren Arsch nur ausmalen, wenn sie im Hocken die Waschmaschine belud oder auf meinem Bett kniete, um an den Seiten schön gleichmäßig das Laken festzustopfen.
Ich hatte schon mehrmals versucht, sie aus der Reserve zu locken, und am Vortag in meine gestreifte Boxershorts gewichst, sie teilte sich die Arbeit mit der Meier, aber in der Regel erledigte die Zeugin meine private Wäsche.
Zu meiner Enttäuschung schwieg sie, ich erklärte mir das Misslingen meines Planes damit, dass sie Jungfrau war, und zwar vorne und hinten, und den Geruch von Sperma nicht zuordnen konnte.
Sie fand noch kompromittierenderes Material, es war am nächsten Tag aus dem Mülleimer verschwunden, und auch die unbenutzten Kondome aus meiner Nachttischschublade waren weg.
Ich traute mich nicht, sie zurechtzuweisen.

An diesem Abend bat ich sie, mir ein Bad einzulassen, ich sah ihr vom Schlafzimmer aus zu, wie sie sich herabbeugte und mit ihrer kleinen weißen Hand die Temperatur des

Wassers prüfte, sie war wirklich besorgt um mich, und es schien mir plötzlich vorstellbar, dass wir ein Paar würden, sie wäre zwar unerfahren, und wir müssten von vorn beginnen, vielleicht würden wir es nie über die Missionarsstellung hinausbringen, merkwürdigerweise schien mir der Gedanke gar nicht so schrecklich. Ich rief: »Flore, würden Sie mich heiraten?«, sie hieß tatsächlich Flore und sie hatte ein Einsehen in die Nöte eines Mannes. Sie trat in die Tür und sagte höflich, sie selbst sei wohl etwas zu jung für mich, aber sie habe Tanten in meinem Alter (oder sagte sie Großtanten?), manche seien verwitwet, da ließe sich sicher etwas arrangieren, und dann würde ich ihr Bruder in Christus sein. Sie fügte noch hinzu: »Wenn Herr Doktor seinen Lebenswandel ändern und nach Jehowa ausrichten würde.« Sie knickste, und später in der Badewanne begann ich meine Umerziehung, indem ich nicht masturbierte, leider würden meine Vorsätze, wenigstens ein Bruder Flores zu werden, nicht einmal einige Stunden anhalten.

Allein lebende Männer sind schamlos, je älter, desto mehr, sie verfügen über keinerlei Bedürfnis, sich zu rasieren oder sich ordentlich anzuziehen, außer, es musste unbedingt sein, sie putzen sich nicht einmal mehr die Zähne, und wenn ausnahmsweise doch, in einer Weise, wie man sie bei Kerlen oft im Film sieht, sie halten die Bürste horizontal und fräsen, es lässt sich nicht anders sagen, mit maximalem Druck sechs oder sieben Mal über die fest aufeinandergebissenen Schneidezähne, danach gurgeln sie (kein vernünftiger Mensch gurgelt heutzutage noch) und spucken den Strahl ins Waschbecken, dabei ist ihr Oberkörper nackt.

Meiner war zu dem Zeitpunkt von der Arbeit im OP dem stundenlangen Halten der Instrumente, noch recht ansehnlich, jedenfalls saß ich nur mit einem Unterhemd bekleidet auf dem Bett und spielte, statt mir die Zähne zu putzen, mit meinem Schwanz. Frauen fingern viel weniger an ihrer Muschi, was vielleicht daran liegt, dass sie schon stundenlang mit dem Schminken beschäftigt sind.

Ich hatte den Laptop und vier oder fünf Bücher aufgeklappt. Noch bevor die Zwillinge eingeflogen worden waren, hatte ich die Universitätsbibliothek nach Literatur über die Organisation einer Trennungsoperation durchkämmt, tatsächlich gab es ein Standardwerk, jetzt recherchierte ich konzentriert und zügig, innerhalb von drei oder vier Stunden hatte ich das Konzept für eine 24-stündige Operation zu Papier gebracht, ich gönnte mir nicht mal ein Glas Wein.

Danach war ich vollkommen erschöpft und gönnte es mir doch.

Alles in allem war wirklich zu hoffen, dass wir noch einige Tage Zeit haben würden, den Ablauf zu trainieren und auch eine Generalprobe abzuhalten, jeder Tag, den wir den Ernstfall würden hinauszögern können, erhöhte Agathes Chancen, ihr Leben in den Koltanminen der Demokratischen Republik Kongo verbringen und sich vermehren zu dürfen (in der zivilisierten Welt würde keiner mehr an sie denken). In Wirklichkeit konnte ich nicht einmal ausschließen, dass wir Alma ein paar Stunden lang würden am Leben erhalten können, doch müssten wir sie an eine Herz-Lungen-Maschine anschließen, sie würde nie wieder das Bewusstsein erlangen und selbstständig atmen, darum hatte es niemand als Möglichkeit erwähnt, schon gar nicht den Eltern gegenüber.

Der Chef hatte mir eine vorläufige Liste der teilnehmenden Ärzte und Pflegenden zugemailt, ich nahm eine grobe Einteilung in die eine oder andere Gruppe vor, Team Agathe und Team Alma, wobei die Koryphäen bei Agathe landen mussten, die anderen konnten das Notwendige für Almas letzte Minuten abwickeln, ein paar halbherzige Reanimationsversuche, die Feststellung des Todes, das Überbringen der Nachricht an die Eltern und so weiter.

Eine Weile hing ich bei der Schweingruber fest, ihre Zweitbesetzung war ein Mann und auch nicht übel, aber dann entschied ich mich doch, sie in meine Mannschaft zu holen, während der OP war ich normalerweise in der Lage, Emotionen wie meine Misogynie in den Griff zu kriegen.

Ein zentrales Problem würde sein, die Kinder vom Rücken auf den Bauch zu wenden, dies wäre mehrfach erforderlich, um operativ Zugang von allen Seiten zu erlangen, aber sie würden an zahllosen Elektroden und Schläuchen hängen, ein einziger kleiner Riss konnte fatal sein, das Standardwerk schlug vor, sie über Kopf zu drehen, dafür musste man mindestens zu acht sein, acht von dreißig anwesenden Ärzten, das ließe sich machen.

Nun, das war das, ich verließ das Bett und kontrollierte meine Hausapotheke, Propofol, Morphin, Viagra, das Kokain gesondert an einem sicheren Ort, alles war da.

Letztendlich blieben uns zum Üben neun Tage.

Männer haben viele Albträume, ganz zuvorderst den von der Impotenz, obwohl, wenn ich es recht bedenke, ihre Angst vor der Armut noch schwerer wiegt, fast alle Männer sind lupenreine Kapitalisten, sie definieren sich über ihre

Besitztümer, je älter ein Mann ist, desto mehr, nach und nach wird das Eigentum ihr Ersatzpenis. Gegen Ende seiner Erwerbstätigkeit kann ein Mann, vorausgesetzt, er hat in seinem Leben nicht total versagt, sich jede Nutte leisten, die er will (er nennt sie Escort, das klingt wesentlich zivilisierter). Auf den einschlägigen Websites, notfalls auch im Darknet, findet sich etwas für jedes Bedürfnis, auch wenn es sehr ausgefallen ist, sogar die Pädophilen und Sodomisten und Nekrophilen stoßen auf ein gewisses Angebot, in der Regel angeordnet nach Art eines Kataloges. Vor allem eines unterscheidet die Prostituierten von den Ehefrauen und Ex-Ehefrauen ihrer Freier: Sie urteilen nicht. Sie akzeptieren ihren Liebhaber auf Zeit so, wie er ist, mit Glatze, Bauch, Mundgeruch und so weiter, sogar mit erektiler Dysfunktion, und es kommt noch besser, sie geben ihm das Gefühl, er sei ein toller Hecht, davon zehrt er eine ganze Weile.

In gewissem Sinne kann man die Männer verstehen, sie zählen nicht mehr viel, erst recht nicht die alten Männer, trotzdem konnte ich die Würdelosigkeit, eine Frau zu vögeln, die nur ihren Job macht, ungefähr so, wie eine Krankenschwester einem Alten den Arsch wischt, immer nur zum Teil verstehen, jedenfalls nicht, solange er mir noch stand.

Glücklicherweise war Viagra längst gesellschaftlicher Usus, zwar hatten amerikanische Augenärzte von Patienten berichtet, die nach der Einnahme vorübergehende oder, dies galt vorwiegend für verkalkte Fettsäcke ab fünfzig, schwere dauerhafte Sehstörungen beklagten, genauer gesagt hatten sie eine Art Schlaganfall im Auge, dabei wurde der Blutzufluss zum Sehnerv unterbrochen, blind vor Liebe sozusagen, aber mir passierte es höchstens, dass ich gleichzeitig mit dem Aufbau der Erektion Dinge, wie zum Beispiel Titten, blau oder grün zu sehen begann. Ich zählte mich damals nicht wirklich zur Risikogruppe, ich war weder ein richtiger Fettsack, noch litt ich unter nennenswerter Arteriosklerose (ich hatte mich kognitiv höchstens ansatzweise verschlechtert). Die schwere Sehstörung der bedauernswerten Patienten tritt meistens erst Stunden nach dem Sex ein, wenn ihr Schwanz sich schon lange gemütlich in seinem Nest zusammengekringelt hat, sie wähnen sich also schon in Sicherheit und sind bereits an der Planung des nächsten, ihrem Alter unangemessenen Geschlechtsverkehrs. Zu dem Zeitpunkt war mein Blau- und Grünsehen längst abgeklungen.

Das Problem bei Ärzten ist grundsätzlich, wenn ich jetzt in der Rückschau ehrlich bin, dass sie vor dem eigenen Leiden und vor selbstgewählten Risiken grundsätzlich die Augen verschließen beziehungsweise sowieso alles besser wissen.

Aber auch in meinem Fall wog die Tatsache, dass ich permanent abgebrannt war, noch schwerer als meine Impotenz, ich war nicht mehr in der Lage, Kapital anzuhäufen, es landete fast ausschließlich im Portemonnaie meiner zwei degenerierten Söhne und ihrer Mutter.

Die Maschine war angesprungen, ihre Rädchen drehten sich, eins griff ins andere, und für die Kürze der Zeit lief die Operationsplanung nicht einmal schlecht, jedes Werk hat ein Zahnrad, das am größten ist, aber ich würde der Reibung nur standhalten können, wenn ich so bald wie möglich absprizte, und zwar nicht in den leeren Raum.

Für die Vorbereitungen blieb relativ wenig Zeit, die Brust- und Sackrasur ließ etwas zu wünschen übrig, andererseits darf ein Mann etwas verwildert sein, wenn er andere

Trümpfe besitzt, vielleicht befand ich mich in den Tagen vor der Operation sogar auf dem Höhepunkt meiner Bedeutung.

Ich traf selbstbewusst bei Tina ein.

Ein bereits erwähntes Problem gereifter Herren ist (sagen wir, es beginnt oberhalb von fünfzig und findet seinen Höhepunkt um die siebzig, danach ist man wieder bescheiden und demütig und freut sich, überhaupt noch eine echte Muschi zu sehen zu bekommen), dass der Anblick einer nackten Frau, egal wie jung und knackig, zwar einen gewissen Komfort darstellt, der Schwanz öffnet aber nicht im Mindesten seine Schleusen, kluge Frauen wissen so etwas, und Tina ist zwar nicht die Hellste, trotzdem besitzt sie so etwas wie Lebensweisheit.

Ihre Wohnung ist klein, eigentlich ist sie nicht viel mehr als eine schäbige Bude, als behagliches Bordellzimmer aber nicht ungeeignet, Männer, und erst recht wohlhabende Männer, können im sexuellen Kontext dem Billigen an sich etwas abgewinnen, es hat etwas Unangestrengtes, was dem Leben eines Mannes ansonsten fehlt, für ihn ist das Leben eine einzige Ochsentour, vielleicht mit Ausnahme der frühen Kindheit und des späten Greisenalters, alles in allem sind es nicht einmal zwanzig Jahre von achtzig, während derer ein Mann nicht liefern muss.

Tina wusste, was sie tat, sie begrüßte mich entspannt auf Stilettos, ansonsten mehr oder weniger korrekt gekleidet, wenn man ein Schlauchkleid als korrekt bezeichnen will, sie trug keine Dessous, so etwas sehe ich.

Offenbar hatte sie das Essen bis auf Weiteres verschoben, ich sah auch keinen Esstisch, auf einer kleinen Frisierkommode stand eine Flasche Wein, außerdem ein silberner Koffer, den ich zunächst nicht einordnen konnte.

Tina hatte Kerzen angezündet, Frauen lieben Duftkerzen, die Duftkerzenindustrie macht über neunzig Prozent ihres Umsatzes mit weiblicher Kundschaft, aber mir gefiel die Note, zuerst kam ich nicht drauf, und dann doch, es roch nach Muschi, ich hatte nicht gewusst, dass es die Duftnote *Muschi* überhaupt gab.

Ich sagte, so unbeschwert ich konnte: »Dann essen wir wohl auf dem Bett.« Ich hatte es noch fertiggebracht, Blumen zu kaufen, oder vielmehr eine Blume, es war eine rote Rose, ich hatte sie in ein Reagenzglas gesteckt und dem Wasser etwas Formaldehyd beigefügt, eigentlich war es bereits verboten beziehungsweise der Konservierung von Leichnamen vorbehalten, jedenfalls würde die Haltbarkeit meiner Rose die aller je dagewesenen übertreffen, Frauen achten auf solche Details.

Die Mischung von Muschiduft und Formaldehyd stieg mir in den Kopf, ich hätte auch gleich losgelegt, dummerweise hatte ich vorgehabt, das Viagra am Anfang des Essens einzunehmen.

Ich verschwand im Badezimmer, bei meiner Rückkehr lag Tina schon auf dem Rücken, sie hatte das Schlauchkleid zusammengerafft, sein oberes Ende bedeckte gerade noch die Nippel, das untere den Rand ihrer Schamlippen, ich begann, beides zu streicheln, scheinbar ohne Eile.

»Lass uns ein wenig entspannen, der Tag war wirklich hart.« Sie blieb einfach liegen und ließ mich anspruchslos meine Finger in ihre Muschi schieben, gleich darauf verirrten sie sich nach hinten, schließlich griff ich hinter mir nach einer Kerze und ließ ein paar Tropfen Wachs auf ihre Nippel fallen, da wurde er mir auch schon steif, richtig schön steif.

Zu meiner Überraschung stand sie auf, das Schlauchkleid hatte sich zu einer Art Bauchwickel zusammengeschoben, und von hinten sah ich zum ersten Mal ihren Arsch, ihren mächtigen Arsch, sie kehrte mit dem silbernen Koffer zurück.

Nun, wie soll ich sagen, der Koffer enthielt alles, was einem gesunden Mann Freude macht.

In den Tagen darauf stellte ich fest, dass ich Silvie und Luc ein wenig aus den Augen verloren hatte, oder auch ganz, was sich dadurch erklärte, dass ich auch die Zwillinge nur noch selten sah, der Umgang mit ihren virtuellen Doppelgängern beziehungsweise ihren Kunstharzduplikaten erwies sich als praktikabler, inzwischen gab es sogar vollkommen lebensechte Puppen mit Augen und Haaren, die dem Erlernen der Handgriffe beim Ablegen und Wenden der Kinder dienten. Sie hatten eine Art Sollbruchstelle, an der man sie trennen konnte, es wurde geübt, wie der eine (tote) Zwilling in den zweiten OP verbracht werden würde, während der andere (lebendige) im ersten OP verblieb und aller Wahrscheinlichkeit nach ihrem sonnigen Leben in der DRC entgegensehen würde.

Es ging den Mädchen zunehmend schlechter, wir befanden uns in ständiger Bereitschaft, sogar abends, wenn ich Tina besuchte und sich alles um meinen Schwanz drehte, lag mein Handy auf ihrem Nachttisch.

Ich hatte mich mit dem Zustand ihres Körpers arrangiert, und sie lieferte sich wirklich auf sehr unkomplizierte Weise aus, nie sagte sie *nein*, wie man es leider immer öfter hört, man lehrt heutzutage schon die Grundschülerinnen, *nein* zu sagen, das Neinsagen steht sogar im Lehrplan.

Im Grunde hinderte auch Tinas Einfalt sie an nichts, ganz im Gegenteil, sie beherrschte schnell die von mir bevorzugten Vokabeln: *Fick mich in den Mund* respektive *in die Möse* (*in den Arsch* unterschlug sie taktvollerweise), *schneller, tiefer, härter*, das waren die wichtigsten, und mehr sagte sie auch nicht. Weiterhin hatte sie die Eigenart, sich hingebungsvoll mit meiner Rosette zu beschäftigen, ich hatte das schon immer gemocht, aber einem Mann werden kaum je alle Wünsche erfüllt, oder eigentlich die wenigsten, kurzum, es würde noch eine Weile dauern, bis ich ihrer überdrüssig werden würde.

Alles in allem glaubte ich meinen Substanzgebrauch in den Tagen vor der Trennung der Zwillinge im Griff zu haben, ich hielt mich recht zuverlässig an meinen Plan, ich hatte ihn mit Tesafilm am Kühlschrank befestigt, die Medikamente in ihren Durchdrückstreifen lagen sortiert in einer Schachtel, das Koks war im Blumentopf unter dem Farn vergraben, ich bin nicht sehr ordentlich (dafür ist meistens irgendeine Frau im Haus zuständig gewesen), aber keiner will enden wie der King of Pop.

Zwar bedienten wir uns, wenn es drauf ankam (er vor dem Konzert, das gleichzeitig sein Comeback und sein Abschied werden sollte, ich vor dem Eingriff, der mein Lebenswerk krönen sollte), derselben Präparate, Diazepam (Handelsname Valium) und Lorazepam (Handelsname Tavor), Midazolam (Handelsname Dormicum), für den Fall, dass wir abends nicht würden abschalten können oder nicht durchschlafen, und natürlich Propofol. Was bei mir, anders als bei Jackson, noch hinzukam, war Viagra (ich glaube, er hatte in den Wochen vor seinem Konzert kaum noch Geschlechtsverkehr, höchstens mit seinem Arzt), mit einem Wort: Ich fühlte mich gut vorbereitet.

Eines Morgens also, es war der Tag nach der Generalprobe, sie war weitgehend glattgegangen und wir hatten vor, in drei oder vier Tagen zu operieren, fragte ich die Schweingruber, wo eigentlich Silvie und Luc steckten. Sie sagte, überwiegend am Bett ihrer Töchter, und wenn sie dort nicht seien, dann aller Wahrscheinlichkeit nach in ihrer Bude beim Kochen oder Sex. Sie sagte das ganz nüchtern.
Vormittags gönnte ich mir etwas Ruhe, ließ mir einen Tee von der Meier machen, mein Handy klingelte seit Tagen ununterbrochen, auch Sepp, der Kinderarzt, konnte jederzeit anrufen und sagen, es gehe los, und genau das tat er.
»Bernie, es geht los.« Nur sehr wenige Menschen dürfen mich Bernie nennen, eigentlich nur meine Mutter, und selbst unter diesen wirklich dramatischen Umständen (das Leben der Kinder würde von den nächsten sechsunddreißig Stunden abhängen, das war schlimm genug, aber noch schlimmer war, dass *mein* Leben davon abhing), wies ich Sepp zurecht: »Ich bin immer noch dein Chef, Sepp.« Vielleicht schnauzte ich ihn auch ein wenig an, es gibt keine Bruderliebe unter Männern, sie existiert schlichtweg nicht, in Wirklichkeit geht es in unserer gesamten geschlechtsreifen Periode nur darum, zu punkten, genauer gesagt, bei den Frauen zu punkten, das bedeutete zuallererst, den Rivalen so fantasievoll wie möglich zu drangsalieren und aus dem Weg zu räumen.
Sepp brachte es tatsächlich fertig, sich zu entschuldigen. »Wir kriegen Almas Lungenentzündung nicht in den Griff,

trotz Cefpodoxim und Azithromyzin und Sauerstoff, die Sättigung im Arm liegt mehr oder weniger permanent unter dreißig Prozent, es ist ein kardiopulmonales Desaster, und zwar nicht nur bei Alma, sondern auch bei Agathe, wir müssten sie jetzt an die Herz-Lungen-Maschine tun, und du weißt, wie schwierig der Weg von da zurück ist, in diesem Fall sozusagen unmöglich, wann wäre denn das Team bereit?«

Ich setzte die Operation für den Abend an, bis dahin hatte ich ununterbrochen zu tun, letztlich würde man mich für jeden Fehler verantwortlich machen.

Ich hatte eine To-do-Liste erstellt, die meisten Punkte waren abgearbeitet, darunter auch Gesten der Menschlichkeit, die zuständige Psychologin hatte vorgeschlagen, ein überdimensioniertes Bild von Silvie und Luc und den Zwillingen im OP aufzuhängen, es sollte uns daran erinnern, was auf dem Spiel stand, nämlich das Glück einer kongolesischen Minenarbeiterfamilie.

Ein paar Kleinigkeiten fehlten noch: Um Verwechslungen auszuschließen, lackierte eine Kinderschwester den Mädchen die Finger- und Fußnägel, Agathe blau, Alma rot, etwas kam sie ins Schleudern beim dritten Bein, es hatte zwei Füße, sie rief mich an (Sie erinnern sich, das Bein gehörte Agathe, würde aber letztlich amputiert; die Frage, ob man es zusammen mit Alma bestatten sollte, war noch nicht abschließend geklärt; natürlich würde sie mit Bein menschlicher aussehen als ohne, obwohl es geschummelt war). Schließlich entschied ich mich für die anatomisch korrekte Variante, und die Schwester malte alle Fußnägel blau.

Jedes OP-Team würde eine farblich korrespondierende Kappe tragen, eine Art Kippa, ich und mein Team an Agathes Seite blau, Almas Ärzte rot.

Ich musste auch noch nach Hause, duschen und so weiter, ich schrieb Tina eine SMS, mit dem Bumsen würde es heute aus Termingründen nichts.

Ich kann mich erinnern, das Propofol sorgfältig dosiert zu haben zu Hause an diesem Spätnachmittag. Ich war gleichzeitig müde und aufgekratzt und hatte den Stoff wirklich nötig; mittlerweile fragte ich mich, ob es die richtige Idee gewesen war, die Trennung der Zwillinge schon auf denselben Abend zu legen, hätte man nicht besser am nächsten Morgen loslegen sollen, wenn alle ausgeschlafen sein würden. Aber Sepp hatte es wirklich dringend gemacht, und wären die Mädchen in der kommenden Nacht gestorben, hätte ich mir alle möglichen Fragen gefallen lassen müssen, mit Sicherheit wäre die Angelegenheit durch die Presse gegangen, national und international.

Auch einige kongolesische Tageszeitungen hatten schon angeklopft, sie trugen allesamt verheißungsvolle Namen: *Das Potenzial, Der Wohlstand, Die Republik.*

Nach der Spritze ging es mir besser.

Silvie und Luc würden sich gegen achtzehn Uhr vor der Operation von ihren Kindern verabschieden, mindestens Alma dürften sie im Abschiedsraum wiedersehen, auch dieser Schritt war sorgfältig geplant, sogar außerordentlich sorgfältig, sie würde mit Kreuz und Kerzen aufgebahrt.

Der Theologe hatte noch einmal sichergestellt, dass Silvie und Luc an den Herrn Jesus glaubten, ja, *und wie* sie glaubten, und dass sie rund um das Sterben und den Tod einen gewissen Pomp erwarteten, das stand inzwischen außer Frage, tatsächlich aber würde Almas Reise innerhalb kürzester Zeit in die Rechtsmedizin gehen, eine Obduktion war zwingend, immerhin hätten wir einen Menschen mit all seinen Rechten um sein Leben gebracht.

Wir hatten einen zweiten Abschiedsraum vorbereitet, die Chancen, dass Agathe ihn niemals von innen zu sehen bekäme, standen aber nicht schlecht, wenn auch weniger gut als vor zehn Tagen, ich schätzte angesichts ihres kardiopulmonalen Zustandes immer noch bei über fünfzig Prozent, der Aufschub war trotz allem unvermeidlich gewesen, wir waren bereit.

Und obwohl ich für gewöhnlich nicht besonders sentimental bin, hatte ich Mitgefühl mit Silvie und Luc, auch wenn der Tod eines meiner Söhne, hauptsächlich des Jüngeren, mich nicht über Gebühr aus der Bahn geworfen hätte. Natürlich würde ich trauern, aber ich hatte ausgerechnet, dass er mich in den nächsten zehn Jahren noch einmal mindestens 150.000 Euro kosten dürfte.

Sehr wahrscheinlich spielt die Familie, der Clan, in Afrika einfach eine größere Rolle.

Ich traf aufgeräumt in der Klinik ein, auch sehr fokussiert, ich hatte noch drei, vier Ampullen meiner Milch dabei, da der Höhepunkt der Operation erst in einigen Stunden erreicht sein würde (die Durchtrennung der Arteria mesenterica superior), sofort danach würde ich den OP verlassen und den Kleinkram anderen übertragen, das war ihnen zuzutrauen, und sie sollten auch etwas vom Kuchen abkriegen.

Meine Angst schien ich im Griff zu haben, und ich fragte mich zum wiederholten Mal, ob der wahre Bernhard nicht derjenige auf Droge sei. Nicht die verkorkste Persönlichkeit, die mein Psychiater in seiner Diagnose als *ängstlich-gehemmt bei erhöhtem Minderwertigkeitserleben gegenüber dem anderen Geschlecht* beschrieben hatte, deren Ausweg *das übersteigerte eigene Größenerleben* war; es hatte wie die Charakterisierung eines Serienmörders geklungen oder zumindest, als habe sich der Psychiater selbst beschrieben.

In Wahrheit, und dies hätte sich meiner Meinung nach am ehesten mit Freuds Diagnose gedeckt, war ich ein einfacher, selbstgenügsamer, vielleicht auch etwas narzisstischer Typ, der Linderung seines täglichen Leidens suchte, indem er sich sexuell und in kreativer Hinsicht als Tatenmensch erfand; da es mir an schöpferischen Pausen mangelte, zu meinem eigenen Bedauern unter gelegentlicher Einwirkung gewisser Substanzen.

Sozusagen alle Ärzte fürchten sich vor jedem neuen Tag, morgens haben sie Angst vor dem Vormittag, mittags haben sie Angst vor dem Nachmittag, abends geht es ihnen geringfügig besser, vor dem Wochenende noch etwas besser, am besten geht es ihnen vor den Ferien, alles nur erkaufte Zeit. Ich habe mir schon ALS gewünscht, eine schleichende Ganzkörperlähmung, oder einen Hirntumor, um die Angst vor den Erwartungen meiner Patienten und Kollegen durch etwas Spektakuläreres zu ersetzen, niemand erwartet noch irgendetwas von einem Chirurgen im Rollstuhl oder mit Dachschaden. Die Angst ist das Schlimmste am Arztberuf, sie frisst uns auf, bis mit sechzig fast nichts mehr von uns übrig ist, jedenfalls nicht von unserem alten Ich.

Ich glaubte damals, mein Stoff werde mich über die letzten paar Jahre retten, wusste aber, es durfte nichts Ernstes dazwischenkommen, wie zum Beispiel, dass Barbie noch einmal heiraten oder ich eine kurdische Schwiegertochter bekommen würde oder ein privater Konkurs.

Ich hatte geduscht, trug einen Trainingsanzug und betrat die Klinik durch die Garage, vor dem Eingang lungerte bereits ein Träubchen Journalisten herum und das nicht etwa, um über die Größe unseres ärztlichen Tuns zu berichten, sondern über die angebliche Zurschaustellung einer wehrlosen Familie von Minenarbeitern, als würden wir eine besonders perfide, moderne Form der Versklavung betreiben, diese Journalisten waren widerwärtige Postkolonialisten, ich wollte ihnen auf keinen Fall begegnen (das würde noch früh genug geschehen, nach der Operation sollte es eine Pressekonferenz geben), und Silvie und Luc wollte ich auch nicht sehen, tatsächlich begegnete ich nur der Schweingruber. »Jetzt wird es ernst, Herr Kollege«, sie schien mir noch ungeschminkter zu sein als sonst.

Ich zu ihr: »Danach wird nichts mehr sein, wie es war.«

Sie nickte, ich fügte hinzu: »Bleiben Sie die ganze Zeit an meiner Seite.« Das hatte ich noch nie zu jemandem gesagt, schon gar nicht zu einer Frau.

Im OP-Trakt war die Hölle los, einige Ärzte kannte ich nur von der Generalprobe, nicht alle waren zum Operieren da, aber jeder trug eine rote oder blaue Kippa, wir sahen aus wie ein Haufen chassidischer Juden beim Mizwe-Tanz um die Braut, ich habe nichts gegen Juden, ich bin nur allgemein antireligiös.

Außer der Schweingruber gab es, wie wir wissen, noch einige andere Frauen, teilweise auch studierte, und sie waren nicht unattraktiv, aber die Zeiten, als das Operieren Männern vorbehalten war, hatten trotzdem etwas für sich gehabt, in gewisser Weise verkomplizieren Frauen das Arbeitsklima immer.

Hauptsächlich gab es OP-Schwestern, und im Gegensatz zu studierten Frauen verstehen sie es besser, sich im Hintergrund zu halten.

Da lagen sie nun ganz friedlich, und inzwischen war ich zu dem Schluss gekommen, dass sie aufgrund ihres symbiotischen Verhältnisses (und das meinte ich nicht nur organisch) nicht *eine* oder *zwei* waren, sondern etwas, das sich durch unser Zahlensystem nicht beschreiben ließ, und ich glaube, Silvie und Luc in ihrem primitiven Gralsglauben hatten genau das erfasst.

Alma würde nicht völlig verschwinden, die Narben an Agathes Rumpf, ihre orthopädischen, urologischen und gynäkologischen Beeinträchtigungen würden sie ein Leben lang daran erinnern, dass sie ihr Dasein der Amputation ihres Zwillings zu verdanken hatte. Und nicht nur hatte niemand Alma gefragt, ob sie bereit war, zu sterben, es hatte auch niemand Agathe gefragt, ob sie das Opfer ihrer Schwester annehmen wolle.

Tatsächlich saß Alma, anatomisch betrachtet, in Agathes Schoß, das hatte eine gewisse Plausibilität, eine friedliche Koexistenz wäre vielleicht länger, als wir zugegeben hatten, möglich gewesen, wir hätten energischer nach einer Lösung für Agathes überfordertes Herz suchen können beziehungsweise für Almas insuffizientes Herz, es wäre nicht für die Ewigkeit gewesen, aber vielleicht hätte es für eine schöne, kurze Kindheit gereicht.

Nun denn, der Gedanke tauchte auf und verschwand wieder,

die Anästhesie war bereits eingeleitet, die Mädchen waren rosig, was an der Beatmung lag, aus ihren Mündern kamen weiße Schläuche, man hatte sie mit weißem Klebeband an ihren Wangen befestigt, aus anderen Körperöffnungen ableitende Katheter, Martin hatte Kanülen geschoben, die bereit waren zur Aufnahme verschiedenster Flüssigkeiten, die Mädchen trugen Windel, alles in allem sahen sie aus wie zwei ganz normale, kleine Rotzlöffel, nur auf ihrem Rumpf verlief genau in der Mitte eine mit Filzstift gezogene Linie.

Ich stellte mich neben Martin: »Noch mal: Wenn es nachher so weit ist, regulierst du mir den Blutfluss von Agathe zu Alma oder umgekehrt, wie ich es gerade brauche.«

Um uns das Piepen der Geräte und leise Stimmen und Tritte, Martin entgegnete: »Noch mal: irgendwie ein Ding der Unmöglichkeit. Aber sagen wir so: Im Zweifelsfall lasse ich das sauerstoffreiche Blut bei Agathe.«

Ich nickte und ging einige Meter weiter, nun befand ich mich unter dem großen und sehr farbenfrohen Foto der vierköpfigen Familie, jemand von der Hilfsorganisation musste es aufgenommen haben, sie standen vor einer Maschine der Lufthansa, alle vier lachten, Luc hielt den oberen Teil von Agathe und zwei Beine, Silvie hielt Alma, außerdem den Rumpf und das dritte Bein, und mir fiel auf, dass Alma sehr lebendig aussah, und ich fragte mich für einen Moment, ob sich ihr Husten erst hier verschlimmert hatte.

Alle im OP hatten sich mir zugewandt, die Blauen rechts vom Tisch, die Roten links, ich sagte: »Liebe, verehrte Kollegen, dort vor uns auf dem Tisch liegen zwei lebendige, denkfähige, autarke Menschen mit all ihren Rechten, und draußen warten ihre mutigen, tapferen Eltern und Hunderte bei ihnen daheim und Tausende auf der Welt, sie alle setzen große Hoffnung in uns. Wir schweigen eine Minute und besinnen uns darauf, alles, wirklich alles für sie zu geben.«

Ich schloss die Augen und alle anderen auch, außer denjenigen, die sich schon an den Zwillingen zu schaffen machten, es war eine schöne Geste und auch eine Gelegenheit, die Feierlichkeit des Moments auszukosten. Dann sagte ich: »Von mir aus kann es losgehen«, und sofort war erkennbar, dass jeder um seinen Platz wusste und darum, was er zu tun hatte.

Ich trat vor, nahm das Skalpell, hielt es einen Moment lang in der Luft, dann beugte ich mich vor und setzte den großen vertikalen Schnitt längs über den Rumpf durch die Faszie. Es sollte die Krönung meiner Jahre und Jahrzehnte als Chirurg sein, noch nie hatten mir dreißig der besten Spezialisten des Landes und über seine Grenzen hinaus zwölf oder achtzehn Stunden zugearbeitet, man könnte auch sagen, gedient.

Meine Zweifel waren beseitigt oder jedenfalls vergessen, für diesen Moment hatte ich alles gegeben, ich war kurz vor dem Ziel.

Es folgte die Trennung der Leber, vielleicht hatte sich das Training mit der HoloLens doch gelohnt (natürlich hätte ich sie auch gern während des Eingriffs getragen, es hätte das i-Tüpfelchen sein können), jedenfalls bewerkstelligten wir das *liver hanging maneuver* ohne Schwierigkeiten, damit hatten wir die erste gewaltige Hürde genommen, und die Mädchen waren noch immer stabil, sogar Alma hielt sich einigermaßen. Eine leitende Schwester erstattete Silvie und Luc Bericht (uns wiederum erstattete sie Bericht über Silvie und Luc, ihr Zustand sei stabil, und sie lehnten weiterhin jede psychologische Betreuung ab).

Leider begann mein Kopf zu schmerzen, noch war es ein kleiner, fast unterschwelliger Schmerz, der Blutkreislauf der Mädchen stellte mich vor größere Aufgaben als gedacht, letztlich musste ich mich bei bestimmten gemeinsamen Blutgefäßen schon jetzt entscheiden, zu wessen Gunsten ich das eine oder andere umleiten würde. Und obwohl wir vor der endgültigen Trennung so taten, als nähmen wir eine gerechte Verteilung vor, verschaffte ich Agathe laufend kleine Vorteile, eigentlich war ich schon dabei, Alma den Saft abzuklemmen.

Das war aber, wie gehabt, nur *ein* Problem, die Lagerung der Kinder und der Zugang zum Operationsfeld stellte mich auf andere Weise vor genauso große Herausforderungen. Viele Schläuche lagen über Kreuz, und ich stand gebeugt, die Arme gestreckt, ich würde beim nächsten Austreten unbedingt ein Morphin gegen meine Rückenschmerzen einnehmen müssen, das kam jetzt oft vor, als junger Chirurg ist Vögeln anstrengender als Operieren. Ab fünfzig, spätestens fünfundfünfzig, kehrt sich dieses Verhältnis um.

Jeder Zwilling besaß seinen eigenen Magen und oberen Teil des Dünndarms, die Därme verliefen sechs Zentimeter parallel, dann verschmolzen sie zu einem Organ. Die Mädchen teilten sich eine funktionsfähige Blase, eine Gebärmutter und zwei Eierstöcke, natürlich war uns das bekannt gewesen, trotzdem machte es mir der Anblick ihres rosigen

Fortpflanzungsapparates nicht leichter, das zu tun, was ich tun musste (Almas Anrecht darauf auf dem Altar des wissenschaftlichen Fortschritts zu opfern). Die Gebärfähigkeit der Frau an sich hat mir schon immer Respekt abgerungen, aller Wahrscheinlichkeit nach hängt meine Anbetung mit dem generellen Wunsch zusammen, Frauen zu befruchten, und zwar möglichst viele.

Unglücklicherweise war auch meine Prostata im Begriff, zum Problem zu werden, beziehungsweise der damit verbundene Drang zu pinkeln, ich musste spätestens alle drei, vier Stunden austreten, obwohl es im OP nicht gern gesehen ist. Junge Chirurgen bringen es fertig, sieben oder acht Stunden am Tisch zu stehen. Aber jetzt war die Trennung der Becken dran. Agathe hatte zwei vollständig ausgebildete Hüften, die orthopädischen Chirurgen würden Alma in gewisser Weise aus Agathes Schoß schneiden und anschließend Agathes durchbrochenes Schambein zusammenfügen, das käme in ihrem Fall einer vollständigen Wiederherstellung gleich. Dagegen würden Almas Becken wesentliche knöcherne Anteile fehlen; Agathe hatten wir definitiv zwei Hüftgelenke und Beine zuweisen können, an ihrem rechten Unterschenkel besaß sie einen dritten Fuß mit einem mittigen großen und sechs spiegelbildlich angeordneten kleinen Zehen, anatomisch hatte es sich als sozusagen unmöglich und auch nicht erforderlich herausgestellt, die Zehen dem einen oder anderen Mädchen zuzuordnen; was Alma betraf, hatten wir uns geeinigt, ihr das dritte und letzte Bein zukommen zu lassen, es hatte einen vollständigen Fuß. Da also jetzt die orthopädischen Chirurgen zum Zug kamen, war der Zeitpunkt günstig, für eine etwas längere Weile auszutreten und mich auszuruhen und mit dem Nötigsten zu versorgen.

Ein Arzt, der den OP verlässt und pinkeln geht und in den OP zurückkehrt, muss sich ausziehen und waschen und wieder anziehen und noch einmal waschen, das ist eine Scheißmühe, und zwar nicht nur für ihn, sondern auch für seine Handlanger, aber in dieser Nacht (sie war schon fast vorüber) war mir der Wäschewechsel nicht unrecht. Ich schwitzte mehr als sonst, um nicht zu sagen, wie ein Schwein, zwar trugen wir Masken, die verhindern sollten, dass unsere Brillen beschlugen, trotzdem schien mir mein Blick minimal getrübt, kurz gesagt, etwas stimmte nicht, aber niemand hatte es bemerkt, und ich sah keinen Anlass zur Besorgnis, schließlich hatte ich eben noch bei der Lebertrennung assistiert und geglänzt.

Martin sah auch nicht gerade frisch aus, als ich in den OP zurückkehrte, ich betrachtete ihn über die Brille hinweg.

»Wie läuft's, mein Lieber?«

»Mit Lolita oder mit den Zwillingen?«

»Beides.«

Er schüttelte den Kopf, wir sahen uns länger in die Augen, als Männer es normalerweise tun, und ich erkannte, wir waren beide Gestrandete.

Er: »Ich vögele nicht vor dem Operieren.«

Ich: »Vielleicht ist das ein Fehler.«

Er deutete mit dem Kopf auf die Mädchen: »Ich gebe mir alle Mühe, aber in der letzten Stunde ist der Blutstrom in Almas Richtung signifikant angestiegen, teilweise betrug die Sauerstoffsättigung in Almas Arm hundert Prozent, wir konnten die Arteria mesenterica superior stellenweise drosseln, aber wenn die Kollegen mit dem Becken fertig sind, ist es so weit, Bernie.«

Dieses Mal ließ ich den *Bernie* gelten.

Mittlerweile war es eine andere Schwester, die Silvie und Luc mit Nachrichten versorgte, sie berichtete, die beiden hätten kein Auge zugetan, sie beteten viel, und draußen sei es schon hell.

In den nächsten zwei, drei Stunden hielt ich mich bereit, möglicherweise würde die Durchtrennung der Arterie früher als gedacht drankommen, aber Agathe machte keine Anstalten, Alma loszulassen, es war, als krallten sich die Zwillinge aneinander, und je länger dieser Kampf dauerte, desto absurder schien mir mein Vorhaben, sie mit einem Schnitt zu trennen. Doch eines habe ich in den Wochen danach immer wieder beteuert: Ich hatte die ganze Zeit über die Absicht, diese übermenschliche Aufgabe zu erfüllen, und was dann geschah, war ein Unfall, nicht mehr und nicht weniger.

Beide Teams standen bereit, einige Gesichter waren neu hinzugekommen, sie sahen ausgeschlafen aus, andere waren nach Hause gegangen, um auszuruhen, es war ein regelrechtes Gedränge und am meisten drängte die Schweingruber. Gegenüber, auf Almas Seite, die eine Hälfte der Roten, im benachbarten OP die andere Hälfte, obwohl sie wussten, Alma würde niemals dort ankommen, jedenfalls nicht die lebendige Alma, natürlich würde man, um die Form zu wahren, noch einiges versuchen, und ihr Material brauchten wir auch, vor allem Haut.

Als es so weit war, wurde es sehr still.

Später las man in der Presse, der suspendierte stellvertretende Chefarzt habe geweint, und ich weiß nicht, wer da geplaudert hat, irgendeine OP-Schwester gibt es immer, aber es entspricht der Wahrheit, wobei *Weinen* vielleicht übertrieben ist, es waren zwei, drei Tränen, und Fakt ist, ich war nicht der Einzige.

Die Arterie war abgeklemmt, sie hatte Alma zwei Jahre am Leben gehalten und Agathe um ein Haar das Leben gekostet.

Ich hob die Hand und wollte den Schnitt setzen, aber es wurde dunkel, ich erkannte meine Hände nicht mehr, und meine rechte Hand, diese trainierte Hand, sie arbeitet seit Jahren autonom, als brauche sie ihren Besitzer nicht mehr, diese Hand ließ das Skalpell nicht los, und sie schnitt, sie schnitt blind, der Strahl war stark und pulsierend, aber ich sah kein Blut, ich fühlte es im Gesicht, obwohl der Mundschutz das meiste davon bedeckte.

Meine Erinnerungen an die Augenblicke danach sind klar, jemand nahm mir das Skalpell aus der Hand, zog mich vom Tisch weg, im OP brach Hektik aus, Martin sagte: »Almas Druck sinkt«, für seine Verhältnisse sagte er es laut, drei, vier Kollegen kümmerten sich um mich, darunter Zarrouk, die Schweingruber war nicht dabei.

Sie führten mich aus dem OP, ich konnte bereits wieder sehen, sie legten mich auf eine Trage, machten einige Tests, Herz, Augen, Blut und Urin und so weiter, schließlich reichte mir Zarrouk meine Brille. Ich wollte aufstehen, aber er drückte mich zurück mit der Kraft eines jungen Mannes. »Der Professor lässt Ihnen ausrichten, Alma ist innerhalb weniger Minuten verstorben. Agathe macht es gut. Sie müssen da nicht mehr hin, Chef.« Er sah tatsächlich besorgt aus, ich hatte immer gewusst, er war kein schlechter Typ, vielleicht sogar der Einzige, der mir treu war.

Es war das letzte Mal, dass mich jemand *Chef* nannte.

Natürlich brauchten sie nicht lange, um mir auf die Spur zu kommen. Viagra ist die *eine* Sache, und ein Augeninfarkt geht noch als Dummheit durch, aber Injektionsstellen sind eine andere Sache, Propofol lässt sich im Blut nachweisen, und Blut wird aufgehoben oder sogar eingefroren, der Staatsanwalt hatte ausreichend Zeit, ein Drogenscreening zu veranlassen, und auch die Haaranalytik gilt als sicheres Indiz für einen langjährigen Missbrauch, erst recht im Fall von Kokain. Die Richterin gab mir die Schuld an Almas Tod, denn auch wenn bei fachgerechter Ausführung deren Aussicht auf Überleben nur ein Promill betragen hätte, diese Zahl stamme aus dem Mund von Frau Priv.-Doz. Schweingruber und die externe Gutachterin habe sie bestätigt, sei Alma durch meine Fahrlässigkeit um ihr Leben gebracht worden; es habe schließlich auch seinen Grund gehabt, dass fünfzehn der besten Spezialisten des Landes und über seine Grenzen hinaus für Almas Versorgung nach der Trennung von Agathe bereitgestanden hätten.

Kurz gesagt: Es war eine Demütigung auf der ganzen Linie, sie war teuer, und sie hat mich nicht nur Geld gekostet. Ich stand nie wieder in einem OP, die meisten meiner Kollegen ließen nicht mehr von sich hören und ich fickte nie wieder die richtigen Frauen. Nur Martin schrieb mir eine Mail, er habe es seit Längerem angenommen, und nicht nur er, es habe auch Gerede gegeben. Aber er sei es nicht gewesen, der mich angeschwärzt habe, das sei eine andere gewesen.

Man überbrachte Luc und Silvie mein Schmerzensgeld, auch das auf meine Kosten, sie waren gemachte Leute. Außerdem erfuhr ich, Agathe habe nach einigen Wochen zu krabbeln begonnen und kurz darauf erste Stehversuche unternommen.

*

Barbie hatte recht.

Gegen Ende des Lebens, oder sagen wir in den letzten ein, zwei Dekaden, wenn alles den Bach runtergeht, und zwar nicht nur ein bisschen, sondern so richtig, wie in meinem Fall, gegen Ende hat man nicht mehr viele Optionen. Ich habe zwei.

Ich trage noch immer den Parka meines Nachfolgers, des aktuellen Fickers meiner Ex-Frau. Ich sitze am Esstisch (mehr Tische gibt es nicht in meinem Apartment), es ist Morgen.

Nachts habe ich mir, wie geplant, einen Shot gesetzt, der es in sich hatte, und meine Möglichkeiten durchdacht, vor allem die Vorstellung, gleich noch eine Dosis draufzulegen und den süßesten Tod zu sterben, dabei würde ich an mein Kleeblatt denken, Mimoza, Flore, Ruthchen.

Oder ich würde noch einmal, ein allerletztes Mal, das Ruder herumreißen und versuchen, ein guter Mensch zu werden und einen Flug in die Demokratische Republik Kongo buchen, ich würde Silvie und Luc suchen und mich dafür entschuldigen, dass ich ihre Alma nicht retten konnte. Vielleicht könnte ich sogar noch etwas Gutes für sie und ihren Kral tun, einen Brunnen ausheben lassen oder Solarzellen installieren oder Wasserklosetts, was Afrika so braucht.

Allerdings habe ich mich noch nie bei jemandem entschuldigt.

Ich stehe auf, jeder Knochen tut mir weh. Ich werfe den Scheißparka ab und alles andere auch. Ich gehe ins Bad und dusche lange und heiß, Tinas Seife duftet nach Bubblegum. Am Schluss stelle ich das Wasser kalt, das gibt meiner Haut einen rosigen Schimmer. Ich trockne jede Körperfalz, putze mir die Zähne und kämme mir das Haar, bis es verhältnismäßig schön glänzt. Ich gehe zum Schrank und nehme ein weißes Hemd heraus. Der Laptop liegt auf dem Bett und die nächste Dosis auch.

Ich hocke mich hin, schreibe ein paar Sätze, viel gibt es nicht mehr zu erzählen, ich schreibe *Ende* darunter und den Titel darüber: *Propofol*.

Den Laptop lasse ich aufgeklappt.

Mir fällt ein, heute Nachmittag kommt Flore.

Ich werde mit einem Steifen auf den Herrn Jesus zugehen.

Das muss noch ins Buch.

ENDE

Ich danke Dr. med. Martin Brüesch, Stellvertretender Institutsdirektor des Instituts für Anästhesiologie am Universitätsspital Zürich, für sein konstruktives, kritisches Lektorat zu allen medizinischen Fragestellungen. Ohne seine außerordentliche Expertise wäre vieles im Ungefähren geblieben.